シリーズ ケアをひらく

異なり記念日

齋藤陽道

医学書院

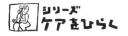

装丁　寄藤文平＋鈴木千佳子（文平銀座）

異なり記念日　目次

男の写真家は聴者の家庭で育ち、
日本語に近づく教育を受けました。
（本格的に日本手話を使いはじめたのは十六歳のときです）。
女の写真家はろう者の家庭で育ち、
生まれたときから日本手話で語り、聴きました。

日本語と日本手話は別の言語です。
言葉が違えば見ている世界も違います。

やがてふたりは結婚して、こどもを授かりました。
どうやら聞こえるらしい。聴者です。
からだが違えば見ている世界も違います。

そんな「異なる」三人が、
毎日をどんな風に過ごしているのか――。
本書は、男の写真家から見た記録です。

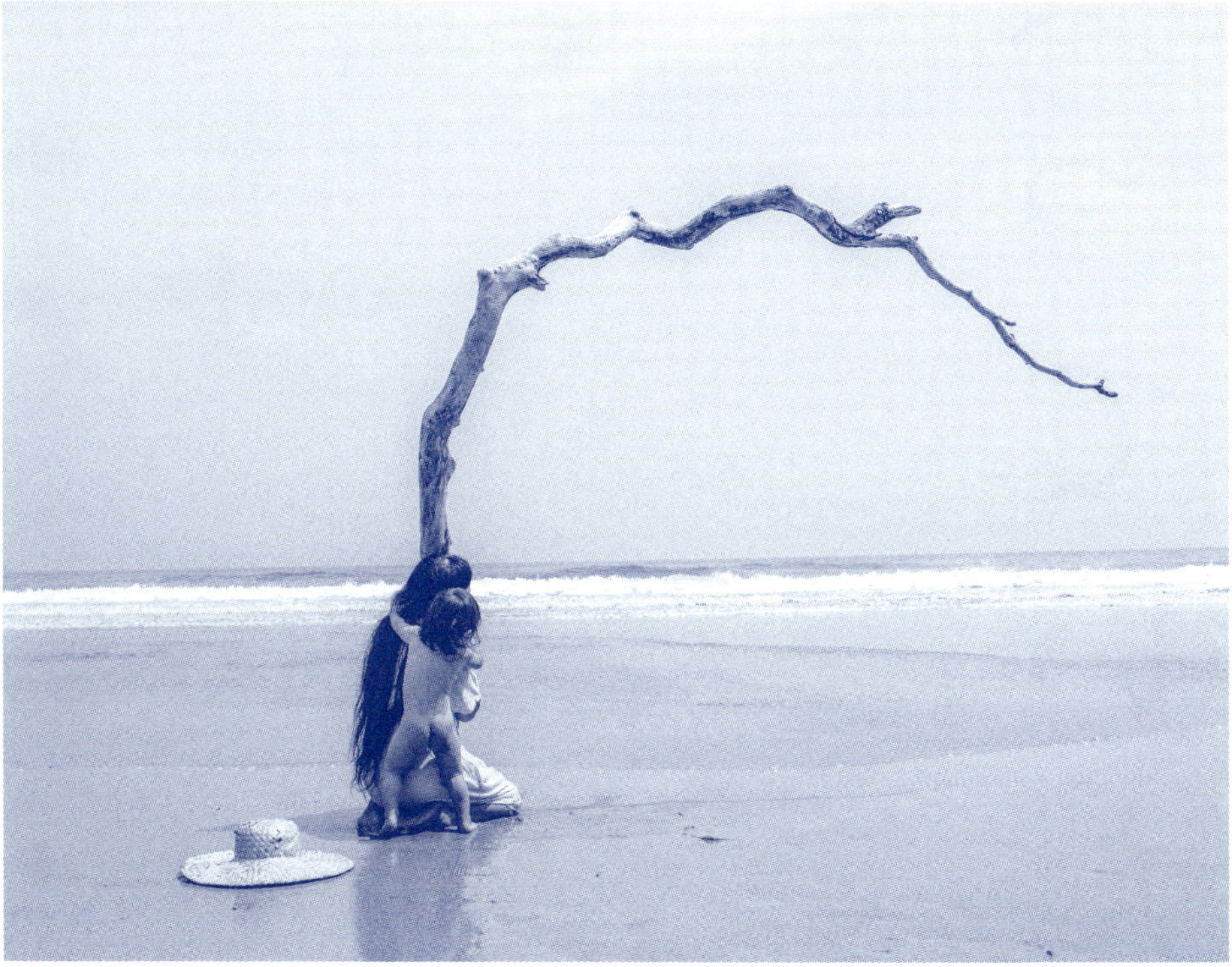

2015.12

唄っていた

1

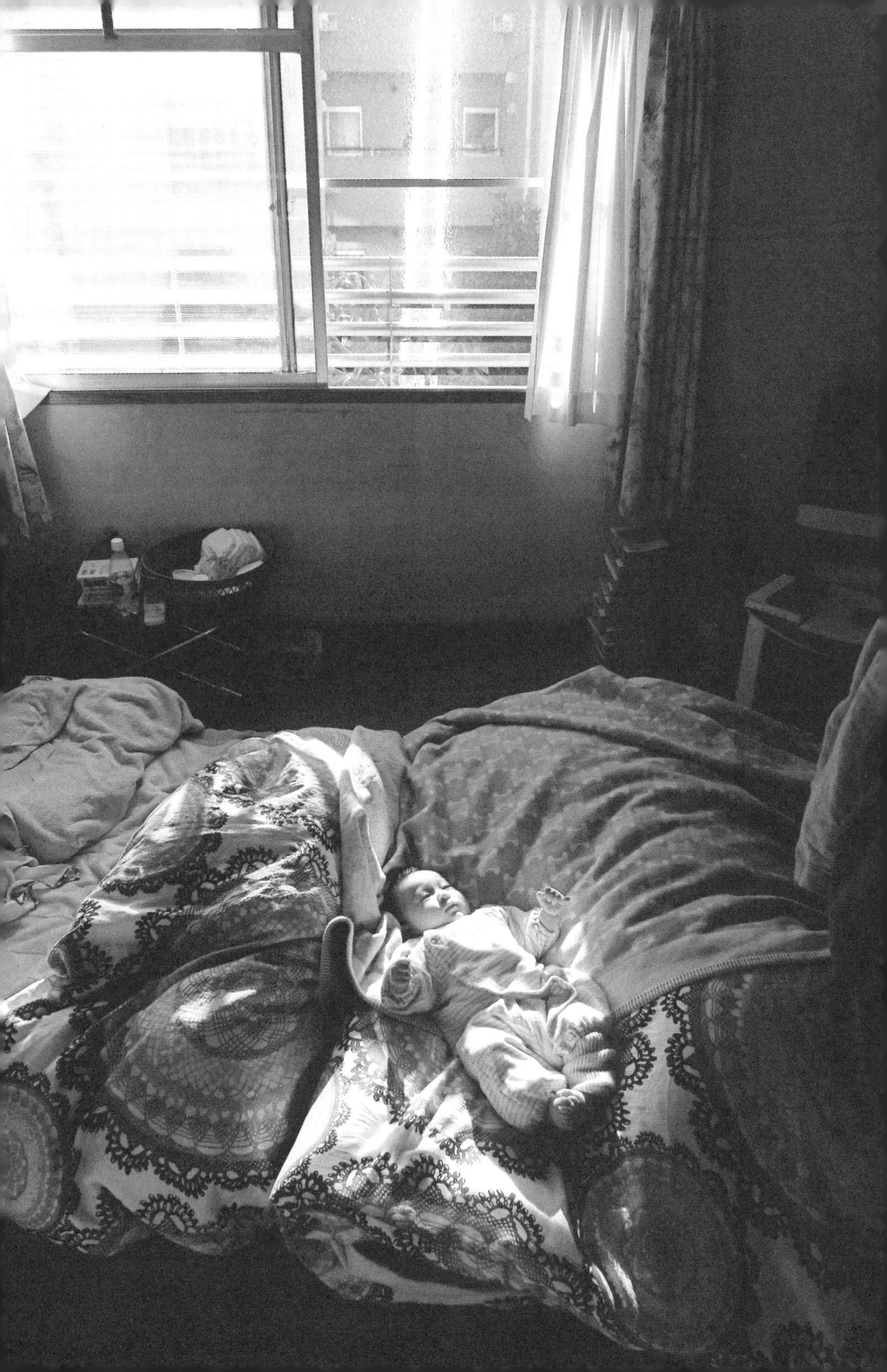

樹《いつき》さんが生まれてから二か月が経つころだった。お産の影響でひどくなった腰痛の治療で、まなみが数時間ほど家を空けることになった。そのときはまなみの実家に里帰りしていたのだけれど、ちょうどまなみの家族もみんな出かけていたので、樹さんとぼくのふたりで留守番をする初めての日になった。

おやつの時間のあとに、まなみは出かけた。

樹さんを抱っこしながら、出かけるまなみを見送る。今にも閉じようかというドアのすきまから目をのぞかせるまなみを、樹さんはじっと見ていた。ドアが閉まるとき、樹さんが「やん」とでも言うかのように、ぱかんと口を開いたのを妙に覚えている。

昼寝をした時間が短かったので、もうちょっと寝かせようと思って、しばらく家の中をうろうろしていた、のだけど。

歩きながら縦抱っこをしているうちは、穏やかに目を閉じている。「寝たかいな？」と思って横にすると、真っ赤な顔で手足をばたつかせながら「ふぁぁん」とぐずりだす。テレビを観ながらあやそうかと思い、動かないでいると、それも嫌がる。おっぱいはまなみが出かける直前に済ませていたし、体調をくずしているわけでもない。おむつでもない。椅子に座ることすらも許してくれないほどに、とにかく横になったり一箇所にとどまることを嫌がって、抱っこを求めていた。

その日は、朝からずっとそんな調子だった。母の不在を心細く思っているのだろうか。抱っこするのはまったく苦ではないのだけれど、一時間も家の中をうろうろしていると、さすがに気づまりになってくる。抱っこひもに樹さんを引っかけて、散歩に出ることにした。

十二月半ばだったけれど、新潟にも雪がまったく積もらないほどの暖冬だとニュースになっていただけあって、あんまり寒くなかった。でも空は冬らしく、キンキンキンと青く澄みきっていた。

＊　＊　＊

近くの公園では、小学生たちがランドセルをほっぽりだして、サッカーをしていた。公園といっても、集会所がある以外は遊具ひとつないただの広場で、ベンチがぽつんぽつんとあるだけだ。樹さんを抱っこしながら、特に目的もないままうろつく。

ぴょんぴょんと跳ねたり、反復横跳びをしたり、スクワットをしたり、ＥＸＩＬＥのチューチュートレインのようにくるくる回ったりする。とにかく上下左右に刺激を与えて、樹さんを眠らせる作戦だった。けれども樹さんはキロキロとあたりを見渡すばかりで、ちっとも効果がない。ふだんなら、これだけ動けば寝てくれるはずだった。特にチューチュートレインは効果絶大なはずなのに。

チューチュートレインをしつづけるのもしんどく、大腿四頭筋とハムストリングスがぷるぷるしてきたので、ちょっとｉＰｈｏｎｅでも見て休もうかとベンチに腰をおろす。すると樹さんの表情がとたんに曇り出す。それまでは落ち着いていたのに。なぜかはわからないけど、座ろうとするとやっぱり嫌がる。

ぎゅうっと眉がひそめられる。鼻を中心に、じわりじわりと朱色に染まってくる。こりゃイカンと立ち上がると、朱色はすうっと引いて、あっというまにつるんと穏やかな表情。

またちょっと座ってみると、ふたたび顔はぎゅーっと朱色に染まり出し……。

立ち上がれば、さあっと朱色は晴れ……。

その顔色の変化が、不思議やら、おもしろいやら、かわいいやらで、ちょっとだけイジワルな気持ちになってきて、立ち上がったり座ったりを繰り返してみる。そのたびにちーんと瞬間沸騰して、真っ赤な般若の赤ちゃんみたいなすごい顔になっては、すぐさま魂の大部分を持っていかれたかのように無色透明な表情になる。

「ウフフ。へんなの。もう一回やっちゃおう。ヒヒヒ。おもしろいな。かわいいな……って、でも、でもでも、何度も何度もごめんよ！　でも、もう一回……」

そのころの樹さんは軽い脂漏性湿疹にかかっていて、ほのかな乳の香りとともに、なんともいえない頭皮の匂いもあった。「ツンとくるこの匂いもいいなあ。かぐわしいなあ。でも治さないとなあ」とか思いながら、樹さんに頬を寄せて、立ったり座ったり。結局ｉＰｈｏｎｅをいじる暇もないまま、樹さんをあやしつづけた。

ふと「あの丘の上から街並みを見下ろしたら、きっと壮観だろうな」と思った場所があるのを思い出した。まなみの実家は、多摩ニュータウンのもっとも古くに開発された地域にある都営住宅である。それらの建物を一望できると思しき丘があるのだった。公園から丘の上まで歩いていくと、だいたい十五分くらいだろうか。まだ樹さんも眠くなさそうだったので、そこへ行ってみることにした。

その道のりが暇だったので、なんとなく樹さんに向かって名前を呼んでみた。

いつき
いつき
きみの　なまえは　いつき
きみは　きみは　いつき
いつき
なんで　ここに　いる
おい　おい　おい　いつき　いつき

最初はゆっくりと名前をつぶやくだけだったのが、いったん声を口から出してみると、なんだか喉に声がひっかかっている感じがした。それに声が途切れるときの沈黙が、しん、としすぎていて手持ち無沙汰ならぬ、口もと無沙汰な感じがした。なので、バラバラだった声と声のつながりをなめらかにしようと思いながら、もっと声を出してみた。

ほ、いつき。お、お、おい、いつき
やあ、やあ、いつき。おーい、おーい
いっつきー〜。ややや、や、やい、いっつっききき
きーい、きーい、きーい……ききききき、い　つき
い　つ　きーさん〜　るーるるる〜
い　つ　き　さ　ん〜〜んんん〜ン〜　んららら〜
きーみの〜な〜まえは　い　つ〜き〜〜

意味のない合いの手も加えながら、いろいろな調子で名前を呼ぶ。「声を出してるこの感じ、すっごくひさしぶりだなぁ」と思う。それがちょっと楽しい。はたからみたらすごく変なやつだよなあと自分で思いながらも、とにかく声を出すことが心地よい。

ふだんは手話で会話しているため、ほとんど使わずにこわばっていた喉がこなれてきた。口

から、声がさらりさらりと吹き出る。

風が冷たくなってくる。イチョウの枯葉がかさかさと舞っている。樹さんはおとなしく胸に頭をもたれながら、まわりの風景を見ている。

い〜つ　き　つ　き　いつき
い　いい　つき　き〜つき
い〜つき　き〜〜いつき〜きのき〜

やがて名前がほどけて、一粒の声になる。口から吹き出ることばは、樹さんの存在を示すものではなかった。もはや意味はなく、ただ声で遊んでいた。

丘に登る途中には、長くて急な階段があった。ぴりぴりに冷えた手すりをしっかりつかみながら、息を切らせて登っていく。

丘の上に立ってみると想像していたとおり、いい眺めだった。たくさんの団地が建ち並ぶ。その上にある空が広かった。澄みきった気持ちのいい風が吹いている。

明るい空に、上弦の月がのぼっていた。両端がスパっと尖っていて、ほの白い。そのとき「樹」からほどかれた一粒の声たちが、突然「月」とつながった。

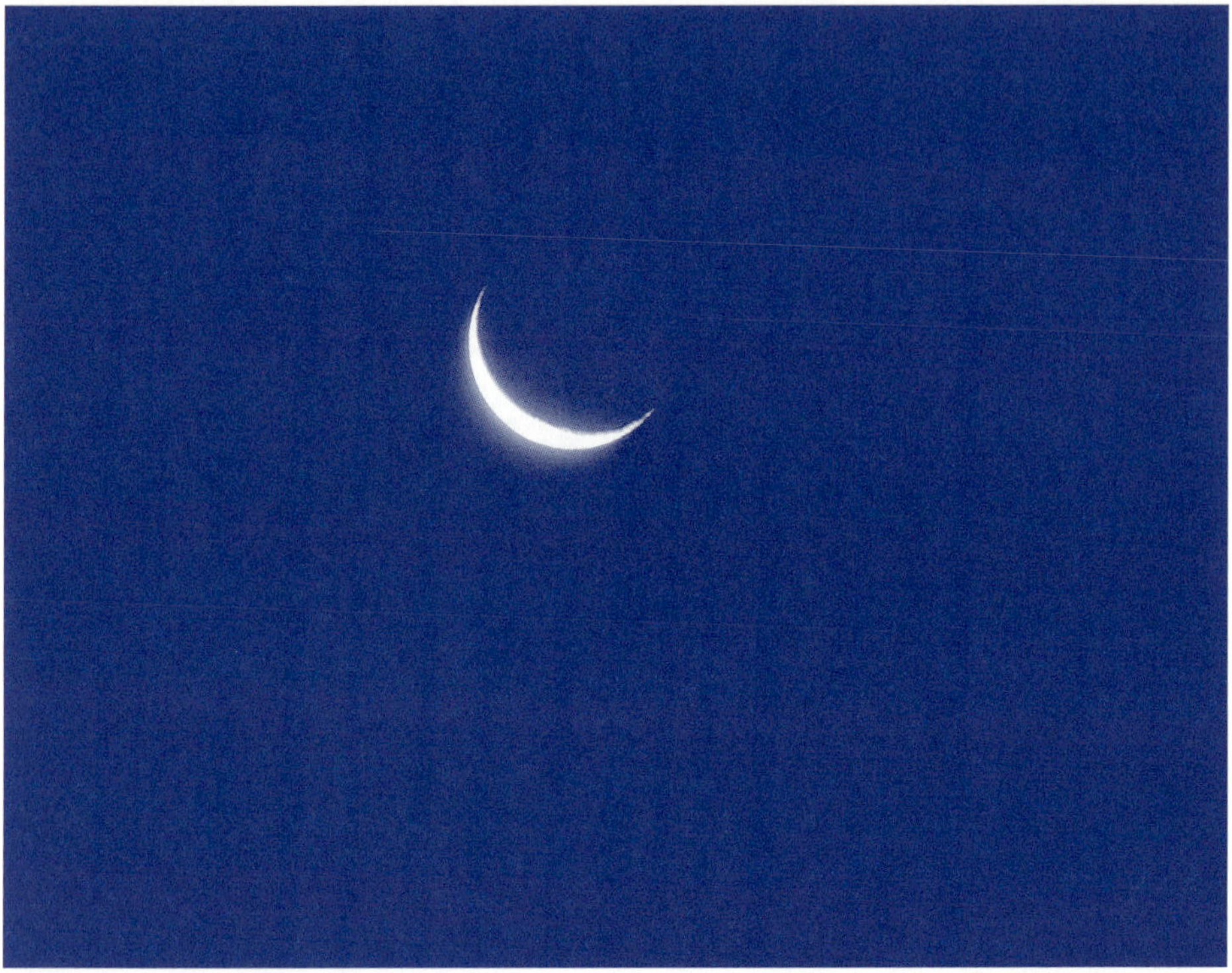

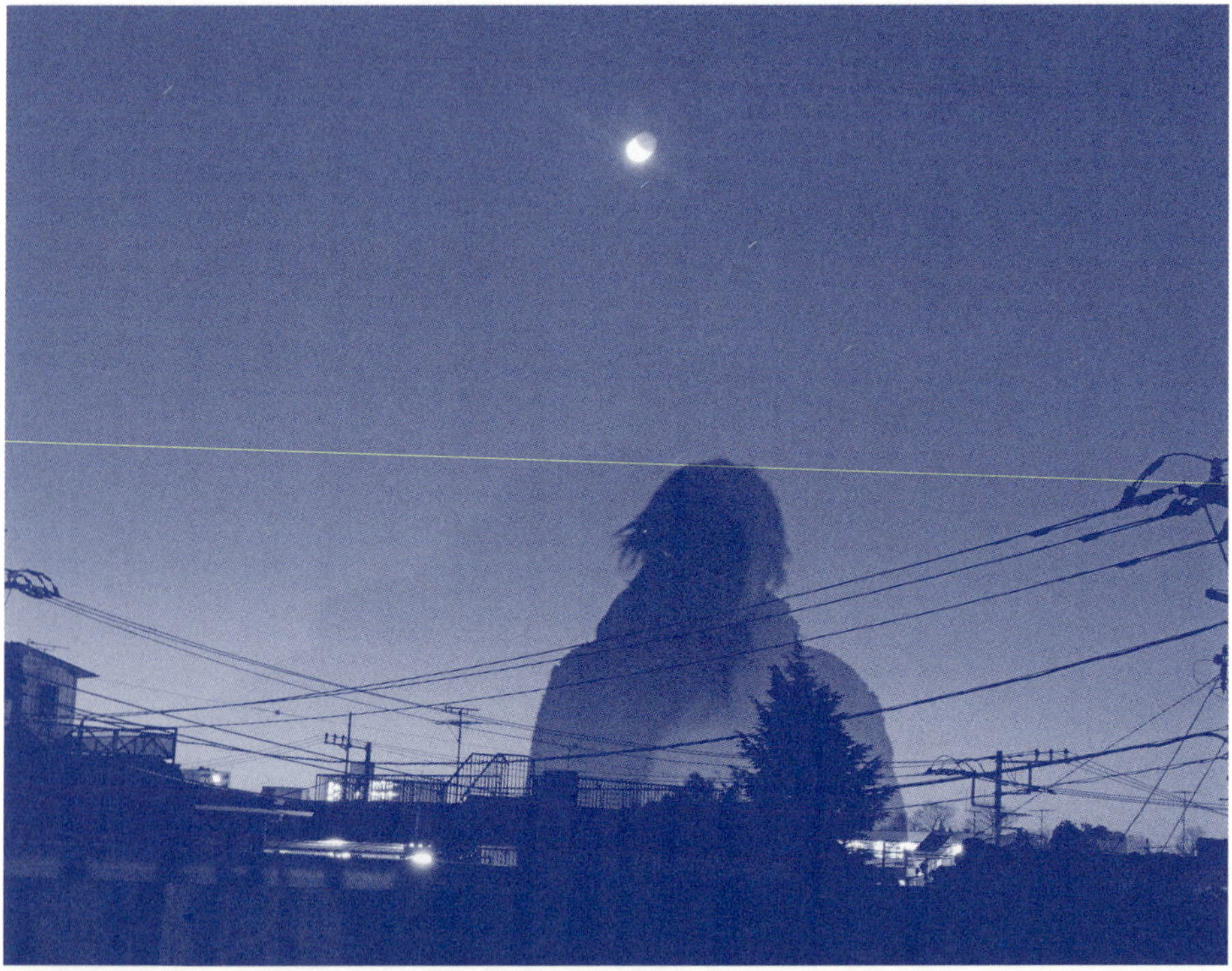

樹さん
いつきさん
いぃつきさん
いい月がのぼってくるよ

いい月が見ているよ
いぃつきを
樹さんを
見ているよ

青い空が広がる丘を歩くリズムに合わせて、声が漏れていた。それは「自分で出した声」ではなかった。そんな能動的な意識はない。「自分でも知らないうちに漏れていた」としか言いようのない声だった。それでいて、それらのことばたちは、つるつるつるるるとなめらかにつながって口から出ていった。

数珠つなぎとなって口から出てくることばを感じながら、「樹さん」とは、まったくなんの関係もなかったはずの「月」が、さらに「いい月」として、地続きに並んだことに感動を覚えていた。どうして今まで一度も思わなかったんだろうと不思議になるくらいに、それは当然のことと思えた。

樹さんは、月であった。

いい月は、樹であった。

＊　＊　＊

声を出すことが、このうえなく気持ちよかった。

ちいさいころに受けた厳しい発音訓練のおかげで、それなりにキレイだとまわりから褒められる程度には、ぼくの発音はよいものらしい。しかし、ようやっと身につけた発音も、ひとたび聴者社会に出るとほとんど通じなかった。「ん？」という初対面の聴者のけげんな顔を何百、何千見てきただろう。

「あはっ？　どうしよう。何言ってるんだろう。でも指摘しちゃ悪いしな。でもわかんないな。困ったな」というような逡巡が、相手の一瞬の表情から読み取れる。「おはよう」といったような、ただの挨拶にすらもそんな表情を真っ先に見なくてはならないというのは、しんどい。

三十路も過ぎておじさんになってきてからは、図太くなってきたので、発音することに感じるためらいは軽減している。それでも声を出すことに対してはトラウマに近い思いがあって、心のどこかで、声を出すことに対するぬぐいきれない抵抗感がある。だから、声を出すことに気持ちよさを感じることはついぞなかった。

それなのに。樹さんが月とつながることばが出てきたこのとき、声を出すのが気持ちいいと感じていた。眼前の風景が曇りなく見えた。ぼくの目をおおっているフィルターが外れた。上弦の月と直接対面しているようだった。

つながったことばたちを、月に捧げるように樹さんへ向けて繰り返す。それを二、三回やったところで、胸の中の樹さんが身を縮こまらせた。くっ、とちいさくなる。眠ろうとする体勢だ。声をちいさくする。

声を出すことに気持ちよさを見出せるようになってきたのは、おそらくはきっと、ぼくの声を意味のあるものとして受け取っていない樹さんのおかげだ。それは「赤んぼはことばがわからないから、何を言っても大丈夫」といった侮りではない。

弾むリズムで、つながることばたちを、樹さんにそそぐ。それに反応するように、ウトウト、くてくてになっていく樹さんのからだを感じながら「愛撫として、声を受け止めてくれている」という実感が深まってくる。

このときにぼくが出していた声は、樹さんを眠りにつかせるために愛撫する、もうひとつの手としてあった。意味あることを伝えるだけが、声の役割ではなかった。「ことばの前のことば」で世界を認知する赤んぼだからこそ、ぼくの声は拓かれた。

手としての声。その実感が深まるにつれて、ぼくの声の味も変化していく。

漢字をイメージしながら呼ぶ「樹」の声は、レゴブロックのように、ちょっと角ばっていて固い。ひらがなで呼ぶ「いつき」は、ポップコーンのようにふわっとしていて丸い。

ささやくように漏れていく声は、ポップコーン調のひらがなの声よりも、さらにほがらかな調子が込められて、甘くやわらかいものだった。キャラメルポップコーンかな。うーん、いや、くどすぎる。胸焼けしそうな愛なんていらないね。もぎたてのブルーベリー。そんな感じかもしれない。小粒で、さわやかに甘酸っぱくて、青い味。声が甘くなっていることが自分でもわかる。そんなふうに自分の声の味を思うことも、初めてだった。

胸の中でウトウトする赤んぼというのは、あまりにも無力に思えて、本来の姿よりも、もっともっとちいさなものとして感じられる。皮膚全体で感じるちいさなそのからだは、完璧な球体としてある。「珠《たま》のような子」ということばの意味が、今ならわかる。これは見た目による比喩ではなく、概念で考えられたものでもない。皮膚でこそわかることだった。

息づく球体を抱きかかえながら、丘の上を歩く。

完璧な存在は、無力なのかな。

無力だから、完璧なのかな。

あきれるほどに無力ないのちである。まわりにはだれもいない。ふたりだけの丘の上。だれもいなくてよかったと思う。いのちとぼく以外に、だれも入ってきてほしくないひとときだったから。

いとおしさと甘さ、そしてせつなさを込めて声を出していると、声がどんどんつながって、ことばが次から次へと湧いてきた。「おいで、おいで！　どんどんおいで！」という気持ちで、ことばを迎えていると、唐突に、一本の樹だけが立つ山のビジョンが浮かんだ。

そのとき、ぼくらが丘の上に立っていたからだろうか。「盛山」という、まなみの姓に対するイメージがあったからだろうか。なぜだかはわからない。とにかく山の上に一本の樹が立っている架空の風景がはっきりと見えた。

その樹は、樹木であり、樹さんでもあった。いい月と樹さんが並んだように、ビジョンのなかで立つふたりは交互に溶け合いながら入れ替わっている。

強く浮かんだそのビジョンは、すぐさまことばになっていった。相手の聞こえ具合を思いわずらうでもなく、意味をしっかりと伝えようとするのでもなく、ましてや自分のためでもなく、ことばは、ぼくを貫くように出ていった。

盛えるあの山の　てっぺんを　ごらん
一本の　わかい樹が　立っている
あの樹のことを

まだまだ
だあれも知らない

太陽だけが　知っている
草原だけが　知っている
月だけが　知っている

盛えるあの山で
盛えるあの山で
樹は　いっぽん　立っている

あふれてくる声たちは、結びつながりながら、ビジョンを顕在化させることばとなっていく。ビジョンがしっかりしてくるほどに、ことばは、好ましいものとして繰り返すことができた。踏みしめた地面、踏みしめた枯れ葉、そこから伝わる感触と交流するように、音を下げたり上げたり、声も振るわせたり。歩みのテンポが歌に生きたリズムを備えてくれる。世界はすでに豊富なメッセージをそそいでいた。知ってか知らずか、知らずも知りながら、ぼくはそのメッセージを受け取っていた。それがビジョンにつながっていた。ことばは、その末端で咲くものだった。

「歌っている」と思った。

「歌って、あふれるものなんだな」とも思った。

樹さんは、すうすうすう、深く眠ってくれた。

＊　＊　＊

丘の上から団地を見下ろす。日も少し暮れてきて、その風景には青みがほのかにかかってきている。夜の帳《とばり》がおりてきていた。すこし休もうとして階段に腰をかけた。今度は樹さんもすっかり落ち着いて、ぐずることなく寝ている。

汗がひいてちょっと寒くなる。マフラーやおくるみ、毛布を巻き直す。樹さんをしっかりと抱き直しながら、穏やかに息づく温かさに「そうだ、この体温もさっきの歌に欠かせないものだったな」と気づいた。

頭を支える手に伝わってくるやわらかな頭髪、手触り、頭皮の匂い。重み。身じろぎ。それらも歌に必要なものだった。本当にそうだ。この体温がなかったら、歌は全然違うものになっていただろう。そもそも歌いもしなかっただろう。

ハッとする。

……歌？　いや、さっきのは単なる歌じゃない。

子守唄だ。

ぼくは、子守唄を唄っていた！　樹さんは、ぼくの子守唄を聞いて眠ってくれた！

生まれて初めての子守唄は、すでに訪れていた。

樹さんを抱きながら、いや、もはや「唄うこと」の秘訣を授けてくれた師匠ともいえる樹さんにぼくが抱かれながら、歌の原風景を見ていた。


一時間もないこの短い散歩のあいだ、いったい、ぼくは何回驚いたことだろう。

暗黒の宇宙でぽっかりひとつ輝く太陽の、だれに何に向けてでもなくただ放たれている熱を帯びた光は、一億五千万キロ先にある地球に偶然届いていた。強く輝く灼熱が遙かなる大地と植物にぬくもりをもたらし、ひとつの花を咲かせる。

そんな何事もないありふれた奇跡のように、樹さんのぬくもりは生きている火として、ぼくの口から子守唄を咲かせた。

子守唄がぼくの中に宿ってからというものの、樹さんを寝かせるときには進んで唄うようになった。

でもぼくは「唄を聴く」という耳から伝わる心地よさを知らないので、「どうか子守唄でありますように」と、一縷の望みを込めながら唄う。ぼくの体温や呼吸も唄の一部として機能するようにと、しっかり抱きしめながら。
樹さんは、だいたい深く眠ってくれた。
それが答えだと思っている。

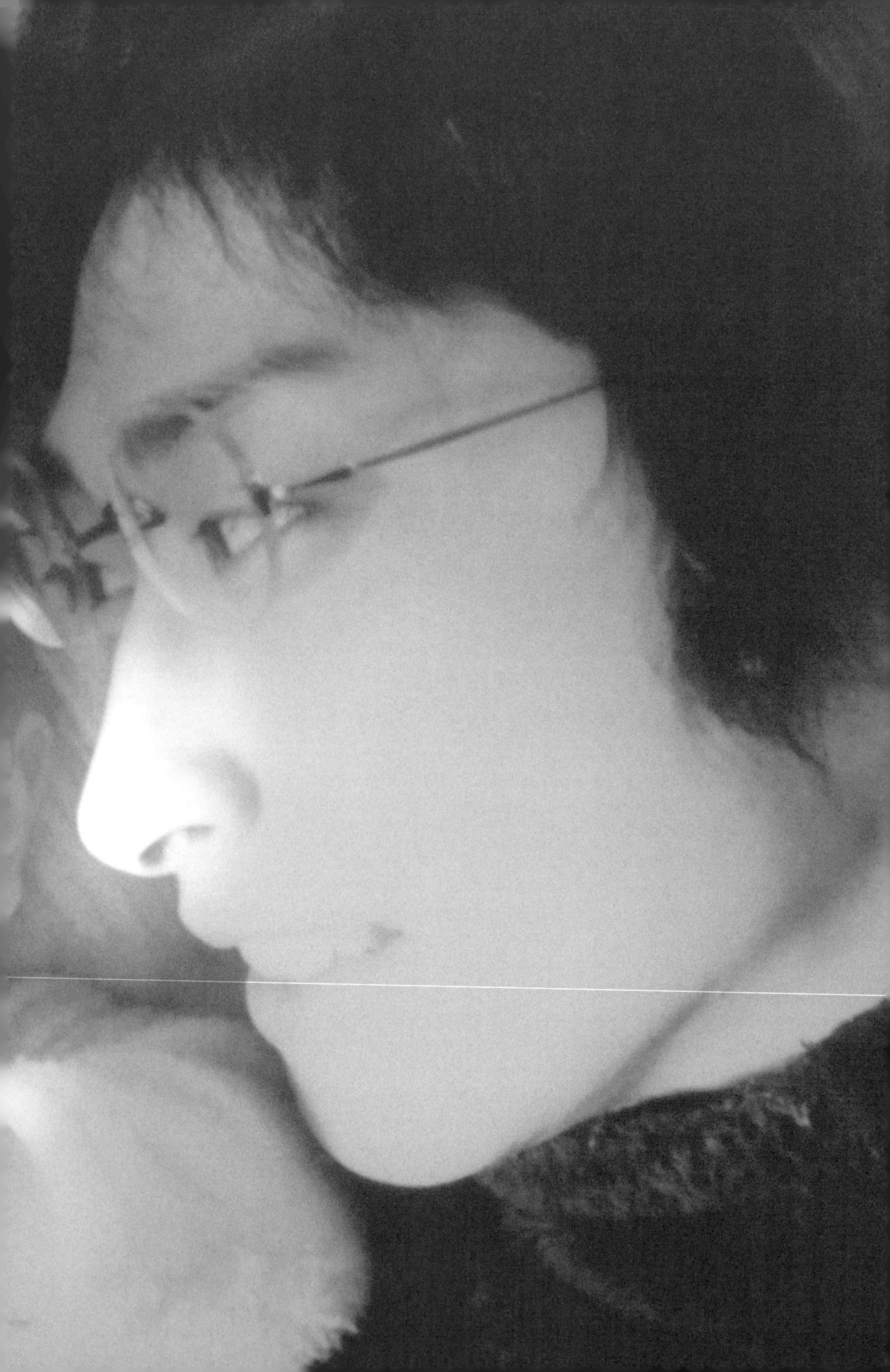

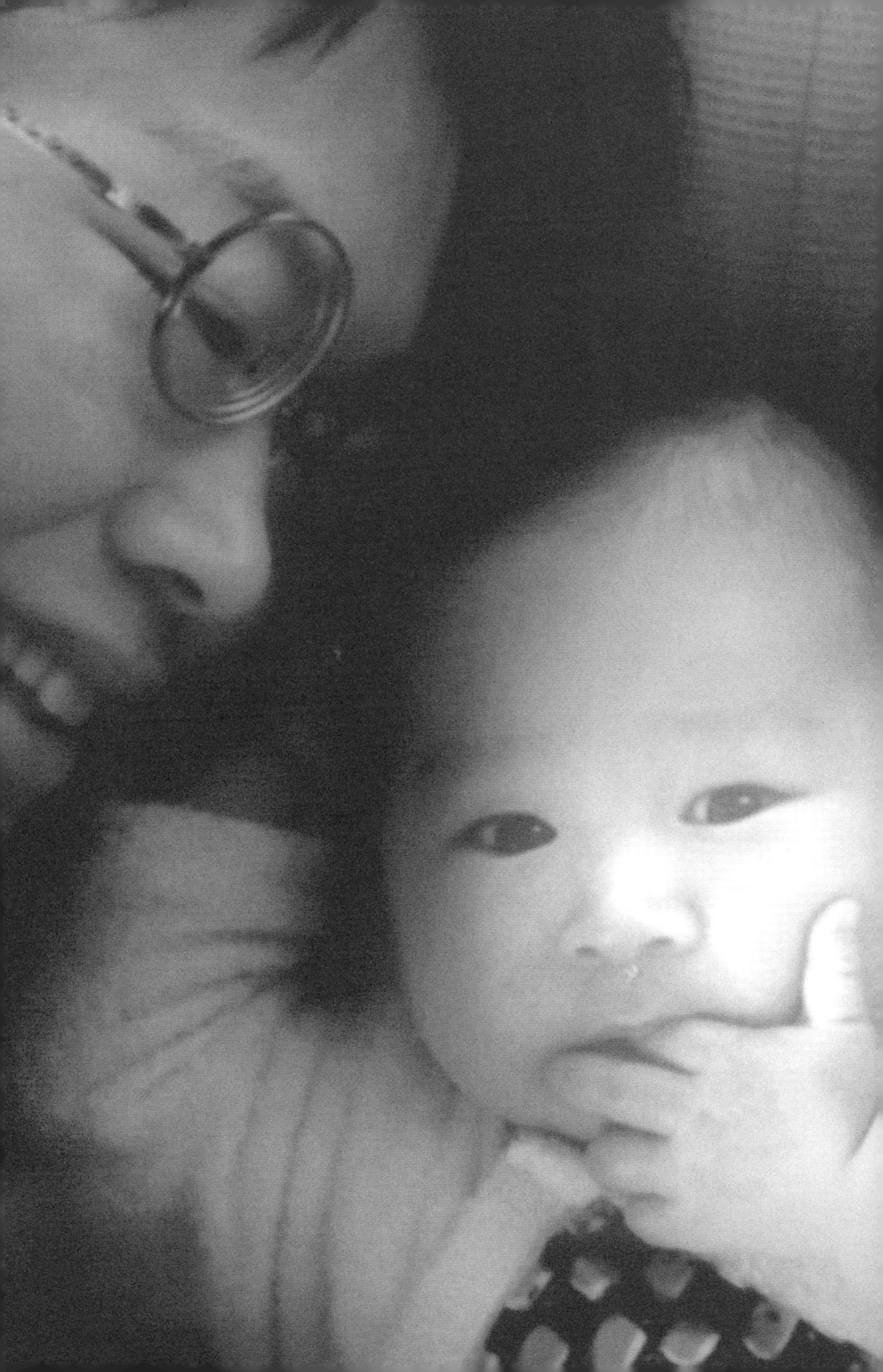

2016.01

よく看える

2

零時を回った深夜、ぼくは仕事部屋でひとり仕事をしたり、お湯で割った薄い焼酎を飲みながら本を読んだり、静かに踊ったりしていた。そしてトイレか、何か物を取るなどで席を立つときには、ふすまをへだてた隣の部屋で寝ている樹さんの様子を確認していた。

三か月も近くなった樹さんは、夜泣きをせずに朝方までずっと寝てくれるようになっていた。ただその日は樹さんの寝入りがいつもより早かったので、半端な時間に起きるかもしれないと気がかりだった。二〜四時間おきの授乳のため睡眠不足だったまなみは、夜に樹さんが起きても気づかないことがときどきあった。なので、ぼくはその見張り番を兼ねてもいた。そんなふうにして夜通し起きることが続いていた。

オレンジ色の常夜灯の下、ふとんで樹さんとまなみが目をつむって横たわっている。まなみはおっぱいをあげたあとの横向きになった姿勢のままで、すぐ隣の樹さんはバンザイするように両手を上げたまま微動だにしない。

ふたりは寝相がいいというか、寝ているときの動きが本当に少ない。数時間おきに確認してもまったく変化が見えない様子を何度かチェックしていくうちに、「よしよし、よく寝ているなあ」というふうにはどうにも思えなくなってくる。不意に「生きているのかな」という思いが、しゅるりと湧いてきた。ぞくんとする。

撮影で地方に出るとき、ほぼ必ずといっていいほどに動物の轢《れき》死体を見つける。ロードキルと言うようだ。

彼らを埋葬するようになったきっかけは、まなみと奄美大島の山奥で車を走らせているときだった。下り坂の真ん中に黒猫がいるのが見えた。けれど、近づいても逃げずにいる。徐行してさらに近づくと、轢かれて息絶えていることがわかった。むごいなあと思いながら、轢死体を避けて先に進んだ。でもしばらくして「やっぱり、あのままにしちゃダメだよ」と、まなみと話して猫のところに戻った。

＊　＊　＊

円を描くように、猫のまわりだけ枯れ葉がきれいに除かれている。轢かれたあと、ぐるぐると回転しながら苦しみ悶えた跡だった。左向きに横になっていて、腸がずるりとはみ出ていた。ちょうど木漏れ日が当たるところにいて、目が青く光っていた。全身はかちんこちんに冷たく固まっていた。まなみとふたりで近くの森林に埋めた。

アスファルトの上だと惨たらしい轢死体でしかなかった黒猫の様子が、土の中におさまったとたんに、つとめを終えた者とでもいうようなやすらぎに満ちた光景に変貌した。ロードキルの現場を見るたびに感じていたやるせない違和感が、ほんのすこし晴れた気がした。

それからというもの、ロードキルに遭った動物を見かけたら、アスファルトから引きはがして土のあるところへ戻すようになった。急ぐ旅をしているわけではないので、たいてい穴を掘って埋葬する。

猫、犬、鳥、タヌキ、キツネ、ウサギ、ハクビシン、イノシシ、鹿。彼らはさまざまな状態で遺されていた。長く雨に打たれ、たくさんのカラスについばまれたせいで、はじけ飛んだようにぐちゃぐちゃぐちゃだったり――。首が九十度に折れ曲がって、たらりとした血の泉を口元に溜めていたり――。外傷はまるでなくて、ただ眠っているだけのように見えたり――。

百体以上は埋めてきたと思う。旅の折々で触れてきた彼らの冷たさが、手のひらに今もある。ちょうどその日の前、東北に撮影に出かけていて、タヌキを埋葬したばかりだったということもあったのだろう。とはいっても、まなみ、樹さんと彼らを結びつける必要はない。本当におおげさで、ナイーブすぎるだろうと自分でも思う。「いやいや、寝ているだけだってば」と何度も思いながらも、「もしかしたら」の懸念は膨らみつづけて。

ふすまから三歩くらいのところで樹さんが寝ている。まなみはもうちょっと近く、二歩先といったところにいる。

まなみは感音性難聴で、130デシベルの最重度難聴だという。その聞こえ具合はというと、すぐ頭上を飛ぶ飛行機のエンジンの爆音並みの音がやっとわずかに聞こえるというものらしい。

耳に口を当てて「ワッ!!」と叫んでも平然としている。ぼくは100デシベルで、同じことをされたら耳が痛くてのけぞってしまう（一一五頁＊3参照）。だから日常生活において、音に反応するということはまったくない。

なので、まなみに呼びかけるときは、からだに触れることが必須となる。ちょっと遠いところにいるときは、クッションやふきんといった柔らかいものを投げて呼びかけをしている。ろう者の文化には、床を踏み鳴らしたり壁を叩いて振動で伝えるという方法もあるけれど、ぼくらの住まいは安い賃貸アパート。壁がとっても薄いので、そうやって呼びかけることは憚《はばか》られた。お隣さんや下の階の住人と無用のトラブルを起こすのは面倒くさいものね。とはいえ、自分では自覚できない音に対していちいち気を使うストレスは予想以上に重くて、平屋への引っ越しを考えていた。

このときはまだ聴力検査を受けていなかったけれど、ふすまを開けたり、鍋を落としたり、手を叩くといった生活音に対する反応から、樹さんの耳が聞こえていることはわかっていた。どのくらいの声のボリュームなら反応が返ってくるかもつかめてきたころだ。その経験によるぎりぎり最小限の声で、樹さんに呼びかける。

「……おーい。樹さん！」

ピクリともしない。いや、薄暗いせいで反応があったのかどうかがわからない。心拍数がちょっと高まるのを自分で感じながら、そっと樹さんのそばに寄って頬に触れる。じわりと伝わってくる確かな体温。まなみにも触れる。もちろん温かい。息づく肉体の温かさが手のひらに広がる。血の通わない動物の冷たさが手のひらにとどまっていたので、その温度差にちょっと動揺した。そうして「あ、よかった」と安心する。

＊　＊　＊

この日から二年前の二〇一三年十二月、ぼくらはレンタルしていた映画のＤＶＤを返却するために、自転車に乗ってビデオショップに向かっていた。

その直前まで『八日目』が有名なジャコ・ヴァン・ドルマル監督の『トト・ザ・ヒーロー』を観ていて、当時のぼくらの心境にドはまりしてしまい、ふたりして号泣してしまった。観る前はあまり期待していなかったということも感動を倍増させたのだろう。エンドロールが流れる中、目を真っ赤にしながら「もっとこの監督の映画を観たい！　ほかにどんな映画があるんだろう。……『ミスター・ノーバディ』？　知らないなあ。でもおもしろそう。いや、やっぱり『八日目』をもう一度観なくちゃ！　さっそく借りに行こうよ」という顛末だった。

閉店時間が迫っていることもあり、ぼくらは急いでいた。自転車に乗ってぼくが先導しながら、まなみはその後ろをついてきていた。

自転車に乗るときのぼくらの習慣として、「道を曲がるときには、先導する人が後ろを見て車の有無や相手がついてきているかの確認をする」というものがある。自転車でだいたい十五分くらいのところにあるビデオショップに向かう道すがら、何回か後ろを振り向く。そのつど、まなみの目とかち合う。お互いの存在を確認しながら、「うん」とうなずき合う。いつもの光景だった。

　お店が近くなってきたところでふと振り向いたら、まなみがいなかった。夜道を照らす電柱の明かりだけがあった。「あれ？」といぶかしく思いながらも、ちょっと遅れてるだけだろうと思って先を進む。一分もたたないうちに振り向くも、やっぱり姿は見えない。

「別の道を通って行ったのかな。先にお店でＤＶＤを選んで待ってようかな」と思ったけれど、やっぱりおかしい。何も言わないで急に道を変えるなんてことはこれまで一度もなかった。じゃりじゃりとした胸騒ぎがおさまらない。

　もと来た道を引き返していくと、まなみが路上でうつぶせになって倒れていた。そばで自転車の車輪がカラカラカラと回っていた。全身が冷たくなった。

　まなみのもとに駆けよる。目立つ外傷や血は見えなかったけれど、頭から倒れたらしく前のめりになっていた。頭をあまり動かさないようにしながら、慎重にまなみの肩を、頬を、揺する。叩く。ぞっとするほどに冷たかった。全然、反応がない。半分開いている目は白かった。

「危ない」と思った。点滅する救急車の赤色灯を瞬時に思い浮かべた。ｉＰｈｏｎｅは持っていた。「１１９？　１１０？　どっちだっけ。救急車を呼ばないと」と思ったが、ぼくは電話ができないのだった。

深夜で人通りもまったくない。自転車で走り回れば、だれかを見つけることはできたのかもしれないけれど、いつ見つかるかもわからないあいだ、意識不明のまなみを路上に放置することもできなかった。おぶって人通りの多いところに行こうかとも思ったが、頭をぶつけたらしいので、それはちょっと危ない気がした。「なんで救急車を呼べるアプリを登録しておかなかったんだ」と、自分のうかつさに歯ぎしりした。

どうしたらいいものか考えあぐね、すり傷だらけのまなみの頬に手を当てたまま呆然としていたら、夢から覚めたようにまなみがスーッと目を開けた。焦点が合っていない。黒目がうろんにうつろう。そこでメガネの歪みに気づいた。金属製の眼鏡のつるがぐんにゃりと折れ曲がっている。どれだけ激しくぶつかったのだろう。

少しすると、まなみが泣き出した。わんわん泣いていた。それも落ち着いたころ、いくつか確認する。ふつうに受け答えはできるようだったので、ひとまず安心した。泣きじゃくるまなみをなだめながら、前輪がぐにゃぐにゃになっている自転車を押して帰った。

翌朝、まなみを見ると、顎のところがものすごく腫れていた。ごはんを食べようとしても、痛くて噛めないという。でもそのときはまだ、ただの打ち身だろうと思っていた。

近くの病院に行って診てもらうと、医者は厳しい顔をして、「大きな病院に行ってレントゲンを撮ってください」と言う。そうして総合病院でレントゲンを撮ると、顎の骨が割れていることがわかった。ちょうどごはんを噛むために使う箇所が骨折していた。日常的に使う箇所なので、そのままにしているとどうしても治りが遅くなってしまうということで、骨折しているところをつなぎ合わせて固定するプレートをはめる手術をすることになった。それから三週間、まなみは入院した。

あのとき何があったのかをまなみに尋ねても記憶がはっきりしないらしく、答えられないまま、けげんな表情を浮かべるのみだった。その道は、車は絶対に通れないところなので撥ねられたというわけではないはずだった。それとも他の自転車にぶつかったのだろうか。でも、もしそうだとしたらもっと大事になっているはずだと思うし。考えられるのは、何かに乗り上げて転倒したということなのだけれど、そんなものは見当たらなかった。ぼくが見落としただけかもしれないけれど、それにしたって大怪我すぎた。原因はよくわからないまま、その事故について考えることは終わった。

＊　＊　＊

このときのことを思い出すにつれ、こころがぎりぎりと痛む。路上に倒れているまなみを見たとき、ぼくは「聞こえない」ことの怖さを思い知らされた。

だれもいない深夜の住宅街。とても静かだっただろう。顎を骨折するほどの、車輪がべろべろに歪むほどの衝撃だったのだ。金属が地面に激しくぶつかる衝撃音がしたことだろう。まなみは悲鳴をあげたことだろう。静かな住宅街でそれはとてもよく響いたことだろう。すぐそばで、真実すぐそばで起こった、生命に関わる音に気づかなかった。気づけなかった。凍えるアスファルトから、焔のような痛みとともに見上げる。助けてほしいと願いながらも、ぼくは遠ざかっていく。すいすいと自転車に乗って、あっという間に遠くへ。

まなみは「何も覚えていないよ」と言うけれど、このときのぼくの行動は、結局は、そういうことなのだ。淵に立っている存在を置いてけぼりにしていたのだ。

もしも、ふと感じたささやかな違和感を無視したままお店に入っていたなら、発見はさらに遅れて大変なことになっていただろう。もしもこれがより重大な事故で、一刻を争う生死に関わるものだとしたら、ぼくの後悔はより深かっただろう。

事故が起こるまでのぼくは、ワタリウム美術館での個展が開催され、写真の活動が少しずつ軌道に乗っていたこともあり、「聞こえなくてもなんてことないよ。見ることで十分に生きていけるよ」と調子に乗っていた。なんという勘違いだろう。

聞こえないことは幸せか不幸か、良いことか悪いことなのかという対立ではなく、端的な事実として「聞こえない」ことは、「目に見えている範囲以外のものは存在しない」ということなのだった。その事実が、鋭い針になって冷たく刺さっている。

この事故からぼくは変わった。写真に対する姿勢も根本から変わった。生活や写真を営むうえで、何よりも信頼していた「見る」という行為に対して、疑いを持つようになった。疑いというよりは、「見る」ことの貧しさを痛感したというほうが近い。

二十歳で補聴器を使うことをやめてから、世界を見ることで生きてきたはずなのに、何も見えていなかった。見えているものがすべてだとする考えは、その背後の渺々《びょうびょう》たる無限をないがしろにすることと表裏一体だった。ぼくが「見ている」と思っていたものは、ただ「目に見えている」だけでしかなかった。「目に見えている」だけでは、物事の表面を目でなぞっただけにすぎない。

事故ったまなみを発見するのが遅れてしまった。聾《ろう》する耳が、発見を遅らせた。そのことに対する悔いは尽きない。補聴器をつけることをやめてからちょうど十年目で、聾するからだを生きるうえで初めての深い挫折体験だった。

けれど、補聴器に頼ろうという思いはみじんもない。ことばには代えられない胸騒ぎに対する直感を信じて、まなみが倒れているところに戻ることができたことに、ぼくはわずかな希望をそれでも感じている。

目の前にいる自分とは異なる生命の内側で育つものがある。そのような目には見えないものに、それでもなお目を澄まそうとするとき、しっかりと触れて、手でも全身でも何でも使って見ようとする。その祈りのような思いの先で、単なる「見る」だけの行為が「看《み》る」ことに深化する。

「看る」ふるまいは、生身のからだの触れ合いに誘《いざな》われる直感と、世界に対する理屈を超えた信頼のあわいで生起する――。

＊　＊　＊

そんな経験もあって、ぼくには、あらゆる自信がなかった。

「本当にこどもを育てられるのか」という、樹さんを庇護する親の立場としての不安。「何かが起きているのに気づかないままでいるのではないか」という聾するからだを持つ者としての不安。写真の収入もおぼつかないので、はたしてふたりを食わせていけるのだろうかという写真家としての不安。だから生後しばらくのあいだは、できるだけ夜は仕事をしながら起きて、しょっちゅうふたりの確認をしていたのだった。

ふたりの様子を確認するとき、右手は樹さんの胸に、左手はまなみの喉に触れるのがいつもだった。樹さんの心臓の響き、まなみのいびきの響き。異なるリズムに両手で触れている。ステレオサウンドってこういうことかな。ふたりの頭や首筋に鼻を当てて匂いも味わうから、トリプルサウンド。あ、触覚で体温も感じているわけだから、クワトロサウンドかな。

じゃりっとした感触が手のひらに走る。まなみの歯ぎしりだ。一年間かけて顎の骨も無事にくっついたようで、以前と変わりなくごはんを食べたり、あられせんべいを食べたり、歯ぎしりができるようになっている。よかったなあと思う。樹さんがウンとちいさく身じろぎをして、しかめっ面をした。歯ぎしりのせいかしら。思わず、く、く、く、と笑う。

存在する者の息づかいが、体温や、匂いやしぐさとむつみ合いながら、ぼくの中でいとおしい何かを奏でた。

しばらくそうしていたら、樹さんが手をぴんと伸ばして猛烈に足をもぞもぞしはじめた。おっぱいの時間になったようだ。不思議なことに、目を見開いていることは部屋がどれほど暗くてもよくわかるのだ。マンガだったなら、樹さんのまわりに「らんらん!」という擬音が飛び交うことだろう。目って、本当に光る。

樹さんに顔を寄せながら、顎を人差し指でトントン叩いて「おっぱい、か?」と尋ねる。すると、うはっと笑って、手足をいっそうばたつかせる。おちょぼ口から舌をぺろぺろぺろと突き出す。

まなみの肩をゆすって起こす。まなみは極度の近眼なので(幼いころ、暗いところで本を読みすぎたせいらしい)、よく見えるように、おでこをくっつけて、ゆっくりとした手話で「樹さん、起きたよ。おっぱいあげて」と伝える。まなみはぼんやりと「うんうん」とうなずく。寝ぼけまなこながらも、慣れた手つきでおっぱいをあげはじめた。

授乳のあいだ、ぼくは仕事をしていたパソコンを閉じ、晩酌のうっすい焼酎お湯割りを飲みほす。小便と歯磨きを済ませて、ふとんに入った。

右隣りに樹さん、その向こうでまなみ。おっぱいが終わったふたりは、ふとんを一緒にしてぐっすり寝ている。ぼくは樹さんの足もとに手を差し入れる。湿り気のある温かさが、手のひらに広がる。結局は寝返りを打って離れてしまう手なのだけれど、やらないよりはやったほうがいいよねと思っていつもそうしている。

ふとんも暖まってきて、とろとろに背中と同化してくる。気持ちいいな。メガネを外しているので、常夜灯のオレンジ色の光がみかんのようにポワッと丸く膨らんで見える。長いあくび。視界が涙でにじむ。みかんがふやける。

うとうとと目を閉じる。聾するからだのぼくは、目を閉じたその瞬間に世界は消える。

表面をただ見るだけにとどまるかぎり、目を閉じた世界では、ぼくはひとりきりしかいない。でも、ついさっきまで生体にしっかりと触れてきた今だからこそ、息づくものとしてふたりを看ることができている。

「手」と「目」と書いて「看る」と書く。ただ見るだけではなく、「看る」の境地を信じることで、目を閉じても世界は消えない。それどころか、閉じてなお広がっていく。ゆっくり、少しずつ、暗闇にも慣れてきて、それまで明かりに隠されていたものたちが現れてくる。ふとんの質感。冷たさとぬくもり。部屋の匂い。ちいさな生命が、深いところでぼくらをつなぎ直す。その向こうにいるまなみの足もとに、足をぐっと差し込む。たわんとした肉のぬくもり。温かい。そうして、安心する。

このぬくもりで、きみたちがよく看えるよ。

おやすみ。

2016.02

聞こえの兆し

3

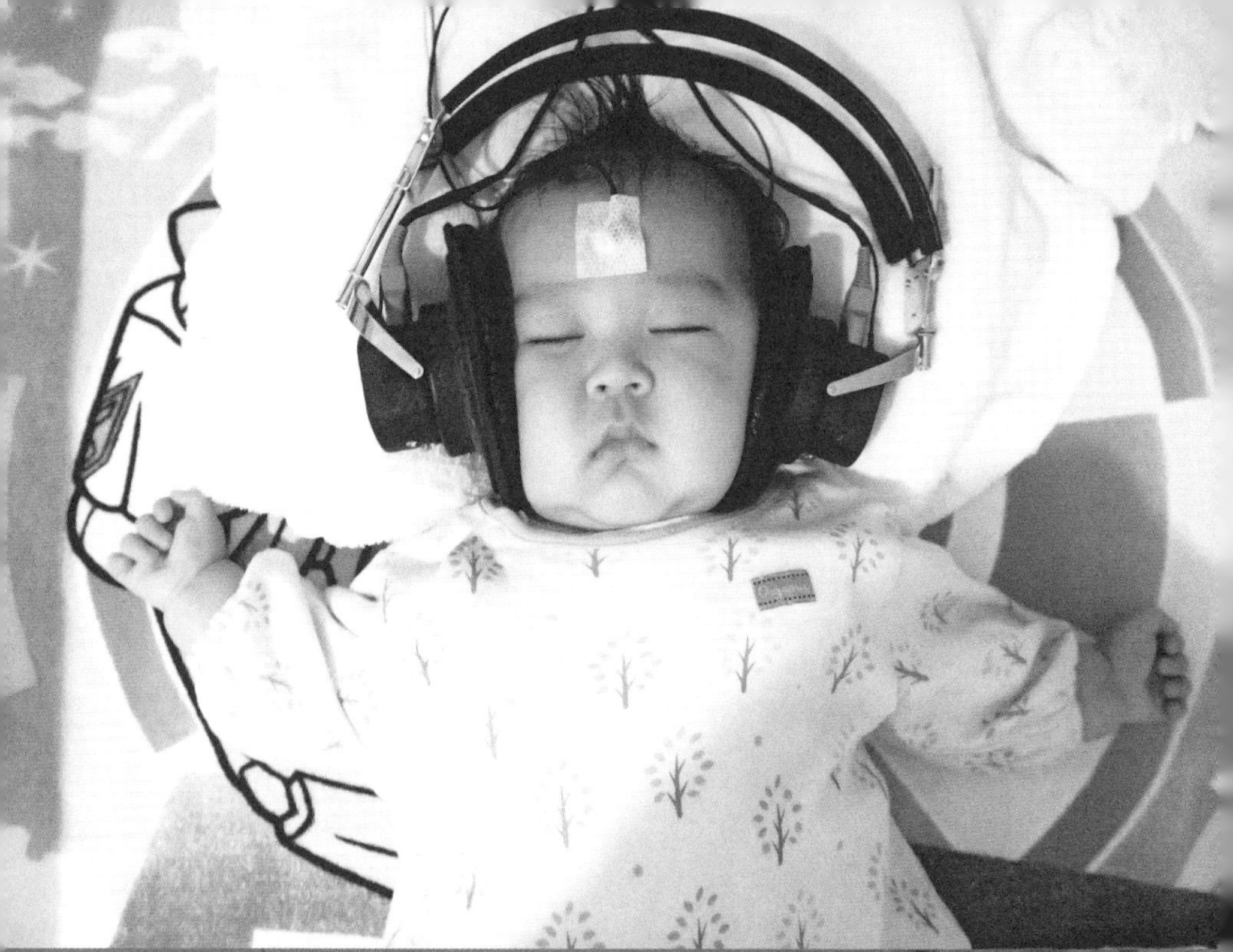
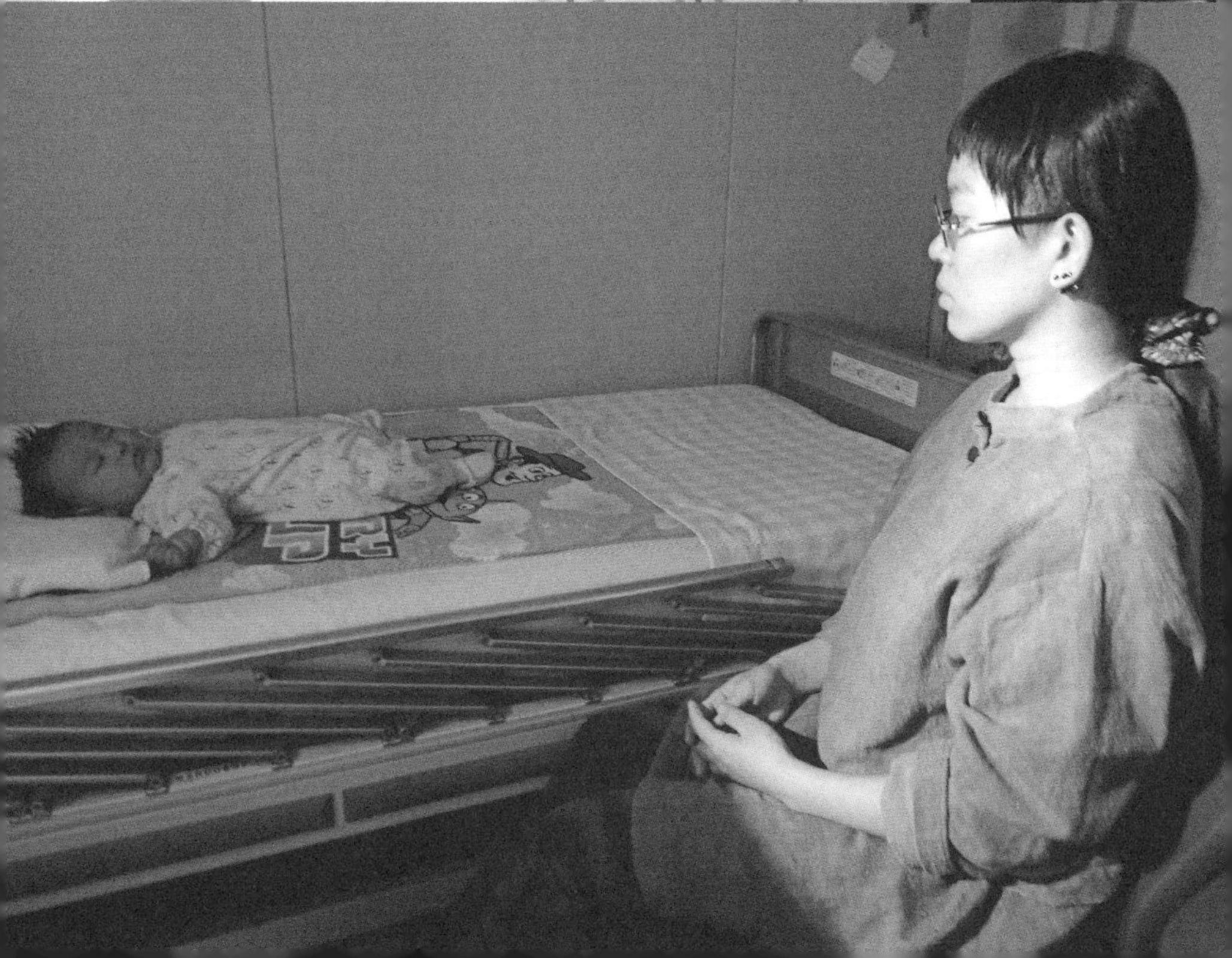

こどもの聞こえの兆しを初めて見たのは、生まれたその日の晩のことだった。十月下旬のその日は、木枯らし一号の知らせがあって、北から強い風が吹いていたそうだ。「きのうから急に寒くなってきてね。今も、ごうごうごうって、すごい音を立てて風が吹いてるよ。ほら、木がすごい揺れてる」と、お見舞いに来てくれた友達が窓を指さした。窓の外では、柿の実が揺れていた。透明な青い空に、金色の光が華やぐように広がっていた。

*　*　*

お産は、病院ではなく助産院で行われた。ふつうの一軒家の、四畳半の一室である。できるなら自然分娩で産みたい、そして、自分から生命が出てくるところを自分で撮りたいというまなみ。お産に立ち会いたい、そして、生命がやってくるところを撮りたいというぼく。写真家として業の深いふたりの要望を叶えてくれたのが、その助産院だった。

陣痛から十時間後、こどもは無事に産まれた。お産自体は安産だったけれど、まなみが血を出しすぎたため、からだを休めるということでしばらく助産院に泊まることになっていた。本当は母と子のふたりしか泊まれないのだけれど、まなみひとりだけでは夜、こどもがおっぱいで泣いているのに気づけるかどうか不安だということで、ぼくも泊まれることになった。

晩ごはんが終わって、しばらくして消灯。初めて迎える夜。いちばん不安な時間がやってきた。

　まだ名前もないぴかぴかな生命は、おくるみに包まれて寝ている。まなみは産後の疲れで、おっぱいのとき以外はほとんど寝ていた。ぼくは数十分おきにiPhoneのバイブアラームが鳴るように設定して、そのつど、こどもを確認する。零時を過ぎたころには、だいたい二時間おきにおっぱいを欲しがることがわかってきた。

　それでも、いつしかウトウトしてしまった。ハッと目覚めるとこどもが身じろぎしていた。メガネをかけて見ると、泣いている。まなみを揺すって起こすと、くたくたなからだを起こしておっぱいを露わにする。微笑みながら何かをささやいて乳首をくわえさせる。こどもが吸いはじめると、しかめっ面をする。しばらくしてからこう述懐した。

「初めてのころのおっぱいは、とても痛くってさあ。うめきながら我慢してたよ。チョチョチョチョチョチョッ！　って、リズミカルにねじりつままれる感じ……。お産のあと、からだがぼろぼろになって大変だという話はいろいろ聞いてたけどさあ。たとえば骨盤が広がって腰痛になりやすくなるとか、歯が弱ったりするとかね。でも、だあれも、授乳のときに乳首がめちゃくちゃ痛くなるってこと教えてくれなかったよ！　こんな痛いなんて想像もしなかったよ。一か月ぐらいして落ち着いたけれどさ」

　常夜灯のオレンジの明かりの下、まだ数回しか見ていない授乳の様子をしげしげと眺めていると、目が冴えてきた。時計を見ると朝の四時過ぎで、窓の外を見ると暗闇の底にほんのりと明るさが含まれていた。室内はエアコンが利いていたけれど、窓に近づくと冷えが伝わってきた。

助産院はほどよく郊外にあり、まわりに高い建物や電柱の照明もなかったので、よけいな明かりもなく、夜空はきちんと暗かった。木枯らし一号が雲を追い払ったのだろう。雲ひとつない空に、星がきんきんと輝いていた。郊外とはいえ東京でこんなにもはっきりとした星空を見たことはなかった。授乳を終えてこどもを寝かしつけたまなみに「星がよく見えるよ」と伝える。

窓を開ける。ぴんとした寒さが顔を叩く。吐息が白い塊になって出ていった。いつのまにかこんなに寒くなってたんだと驚く。しばらく星空を見上げていると、一瞬、すーっと光が流れたのを見た……気がした。

「今の見た？　ひゅーって……流れ星かな？」

「うん。流れ星だったね」

「おぉ。ぼく、東京で流れ星を見るの初めてだなあ」

「へえ。わたしは何回も見たことあるよ」

「ほんとに。一回も見たことないぞ……」

「初めて流れ星を見ることができたのも、こどものおかげだね」

「本当だなあ。また流れ星、見えるかな？」

肩幅がほぼ同じなぼくらが、次の流れ星を待ち構えてちいさな窓から身を乗り出しているので、狭苦しい。肘から先しか動かせないので、手話もちいさくなる。小声、もとい、小手話でそんなことを話していた。

しばらく待ったが流れ星はもう見えなかった。あきらめて部屋にひっこもる。冷えたみたいで、ぶるるっと身震いをする。おなかも、もぞもぞっとする。力強く放屁をした。おしりの感覚としては、「ッぱーんッ！」といった感じで、メンコを思いきり叩きつけたような爽快な屁だった。

すると寝ていたこどもがビククッとわなないて、手を頭上にぴんと突っ張らせた。

「あっ、聞こえてる！」

そのとき初めて、こどもの聞こえの兆しを見たのだった。

後になって知ったけれど、それは新生児にみられる「モロー反射」という原始反射だった。思い出してみれば、この反応は産まれた直後から何度も見ていた。でも昼間はお客さんや助産師さんが部屋を行き来していたりと、いろんな音に囲まれていたはずだから、その反応と物音を結びつけて考えることがなかった。でもこのときは深夜で、他の物音はしないだろうという想像（中学生のとき、鬱々とした気持ちを抱えながら深夜の散歩をよくしていた。毎日、補聴器をつけている時期だった。夜の静けさの記憶は、このときの経験が元になっている）と、

「放屁」というぼく自身がつくり出した音だったからこそ、疑いなく、この子は放屁に反応したのだと確信できた。

まなみが「今の動き、なんだろう?」と突然の動きに戸惑っていた。力いっぱいの放屁の爆音に驚いたのだろうと教えると、「なんだ、はるみちさんのおならかよ! でも、あんまりくさくなかったね。……ん? あっ、この子、聞こえているんだ!」

「そうだよ!」と、ふたりで笑う。

「そっかあ。この子、聞こえているんだ」

「こんな形でわかるとは思わなかった。いいおならが出てよかったなあ。奇跡のおならだ」

「いや〜それは言いすぎでしょう……。でもそうだね。今の時間、とっても静かだと思うし。よく聞こえたんだろうね。驚いただろうなあ。お兄ちゃんのおならはやばいよって、ゆきの(ぼくの妹)から聞いてはいたけれど。いったいどんなおならしているの」

「さあー、ぼくに聞かれてもなあ……。でも今のは会心の屁だったよ。最近でもすばらしい出来だった。お産の緊張で溜まっていたガスがいっぺんに出た感じ。いや、まあ、そんなことよりさ、聴力検査をする前に、ぼくらだけで、この子の聞こえを知ることができたのがうれしいなって思う」

「あー、うん。そうだね。ほかの人の手じゃなくて、まずわたしたちで、ね。すごいね。そんなことができるなんて思いもしなかった。あ、おなかすいた。今、何時? えー、ごはんまであと二時間か……」

そんなことを話していたら、日が昇った。

＊　＊　＊

三人での生活が始まってからも、樹さんの音への反応をいろいろと目撃する。

授乳中にまなみがくしゃみをすると、ビクンとしておっぱいから口を離し、音の出どころである口元をしげしげと見つめたり。うしろの方向で開け閉めされているふすまを、首をねじ曲げてでも見ようとしたり。チャイムが鳴ったり、物を落としたりすると、目を大きく見開いたり。

それらの反応を見るたびに、樹さんは聞こえていることを確信しつつあった。でも、しっかり診てもらおうということで、樹さんが三か月を迎えるころに聴力検査を受けた。本当は生まれたらすぐに受けるつもりだったけれど、生後すぐは聴力が安定しないために数か月は期間を置かないといけないということだった。

まなみとしては、「聞こえてるのは反応を見ればわかるから、検査するのは一歳になってからとかもうすこし大きくなってからでもいいと思う」という考えだったけれど、ぼくとしては早く知りたかったので、検査が可能になったらすぐに受けることにした。

ぼく自身の聞こえが判明したのは、二歳のときだった。

母から、ぼくの聞こえがわかったときのことは何度も聞いたはずなのに、いつも覚えられなかった。けれども、樹さんを迎えるにあたってあらためて聞くと、それまでなかった密度でその話は沁み込んできた。

一歳半になって、まわりの同い年の子たちは親子で会話ができているのに、ぼくはいっこうに話そうとしない。こどもが集まるサークルに通っても、みんなはお遊戯をしたり歌ったりするのに、ぼくは本ばかり読んでまったく関心を示さない。そんなぼくの様子を見たサークルの先生が、大学病院で診てもらうことを母に勧めた。

母が地元の石神井《しゃくじい》保健所に相談に行くと「話さない理由は三つ考えられます。知能が遅れているか、精神的な障害か、難聴か。たぶんお子さんは耳の障害だと思います。帝京大学病院の紹介状を書きますから、すぐに予約して行ってください」と言われたそうだ。

そのとき、母はふたりめのこどもをおなかに抱えていた。走り回る二歳児のぼくを追いかけられないので、心配して同行してくれた祖母と帝京大学病院に行く。薬を飲んで眠っているぼくの脳波をとった先生に「あなたのお子さんは耳が聞こえません。すぐに補聴器をつけて教室に通わないと、会話ができなくなります」と告げられた。

それまで母は、「聞こえない人」が存在することをほとんど知らずにいた。自分と関わりがあるとはみじんも想像していなかったために、判明が遅れてしまった。結果報告を受けたあとは、どうやって家に帰ったのか覚えていないほどに泣き暮れたという。

これまでに何度も聞いたエピソードだった。「ぼくはぼくなのに、どうしてそんなにショックを受けなくてはならないの」と話を聞くたびに複雑な思いを抱いていたので、あまりそのエピソードを覚えようとしなかったのだろう。けれど、こどもがやってきた今、母の涙の理由が少しわかったように思う。

「でも、本当に泣いたのはその日だけで、次の日からは、はるみちにどうやって言葉を教えようかと考える日々だったよ」と言っていた。


お産の一部始終に立ち会い、生まれたその瞬間、まなざしに貫かれたその瞬間、シャツを脱いだ裸の胸に抱き上げたその瞬間……いのちと接するその瞬間ごとに、このいのちを全力で護らなくてはならないという覚悟があることに気づいた。その覚悟は、つくり出すものではなかった。もうすでに備わっていた。秘められたところにあった覚悟を、いのちが霧を払うようにして明るみに出してくれた。

いのちは、ただただ圧倒的なまでにいのちだった。自分のもとにやってきたいのちを、ぼくは引き受ける。自分でも思いがけないほどに、力強い覚悟だった。きっと母が、泣くのを一日でやめることができたのも、この覚悟があったからなのだろう。

母の深い悲しみはおそらく、我が子が障害者だったということよりも、生まれたその瞬間からずっと語りかけていた声が、慈しみを込めてかけていた声が、我が子に届いていなかったという衝撃から来たものではないか。「声が届いていなかった」、いや、「その人にとって適切な声を、届けることができなかった」ということを知ったときの心中たるやどんなものだったろう。

遺伝子のこともあった。ぼくの家族構成は、両親と長男のぼく、長女、次女の五人家族で、ぼくと次女のふたりが先天的に聞こえない。まなみのほうは、両親と、長女のまなみと長男の四人家族で、みんな生まれつき耳が聞こえず、日本手話が母語の「デフファミリー Deaf family」である。つまりは聞こえない遺伝子を、ぼくたちそれぞれが濃く有しているわけだ。それに聞こえているといっても、聴力の度合いには、軽度から重度までグラデーションがある。

検査を少しでも早く受けようとした理由は、「聞こえるほうがいい」とか「聞こえないほうがいい」という願望のためではなく、ぼくのもとにやってきたいのちに対して「適切な声を届けられるようにしたい」という思いからだった。ふさわしい声を届けるためのおおまかなことが早くわかるなら、それに越したことはない。

＊　＊　＊

こどもがちゃんと寝ていないと聴力検査ができないということで、当日はふだんより二時間ほど早く起きた。樹さんは放っておくといつまでも寝てしまうので、検査前に眠らないようにと、おもちゃや、にらめっこ、『はらぺこあおむし』の絵本やなんやかやで気を引く。それでも寝そうになると、脇をつかんで床に立たせる。すると直立して見る世界が新鮮なのか、にやっと笑って歩こうとする。そんなふうに奮闘しながら、病院の待合室で順番を待っていた。受付から一時間くらいしたころに呼ばれる。

そのころには眠気も限界だった樹さんは、ちょっとあやしただけでスコーンと眠った。眠りを深くするシロップを飲ませて、薄暗い検査室に入る。樹さんが本格的に眠るまでのあいだ看護師は退室していたので、樹さんとまなみとぼくの三人だけになった。

二十分くらいして樹さんは完全に寝た。看護師が額にクリームのようなものを塗って、大きな機械につながったカラフルなコードを頭のあちこちにテープで止めた。ヘッドホンが装着された樹さんは、ほっぺがむぎゅっと押さえつけられていて、ややアッチョンブリケになっていた。

医者が、うねうね上下する緑色のグラフをモニターで見ながら、（たぶん）ボリュームの調整をする。「そのまましばらく待っていてください」ということで、また部屋にいるのはぼくらだけになった。

大人用のベッドにひとりで眠る赤んぼ。そのからだはいっそうちいさく見えた。

聴力検査室に長く滞在するのは、ずいぶんと久しぶりだった。最後に検査を受けたのはおそらく中学生のときで、新調した補聴器の調整のためだった。となると二十年ぶりになる。

一定に保たれた室温、ツンと軽く突き刺すような消毒液の匂い、機械から伸びる無数のコード、いっさいの情をはねつけるような白い壁、ベッドのシーツのひんやりと固い肌触り……幼いころに何度も見てきた光景の記憶が、皮膚から立ちのぼる。横になったベッドから見上げるとき、そこには、親、祖父母、医者、看護師といっただれかがいた。そうして見おろされる立場にいたのに、今では見おろす場所に立っている。


検査のあいだ、まなみといろいろ話をした。

「わたしは、はるみちさんほど音にこだわりがなくて。最初から『音がない』からね。両親と話すときも手話だし、ろう学校育ちだから、『聞こえていない』という自覚もなかった。だからもともと、わたしは自分のことを〈見るひと〉って思っているの。

はるみちさんは二十歳のとき、補聴器をつけるのをやめてから〈見るひと〉になったんだよね。そこは全然ちがうね。わたしたち。

樹さんがやって来て変わったことといったら、んー……もっと〈感じるひと〉にならなくちゃと思った。樹さんが産まれてから、一日中ずっと毛穴が開いている感じで、感覚が広がった。ふとんの上の樹さんの動きや、樹さんの声の響きとか、産む前だったら気づかなかったような、ちいさな動きが感知できるようになったよ。見えていないところも、見えるようになってきてる。この感じ、大切にしなきゃって思う」

検査は四十分ほどして終わった。診察室に移動する。

当事者を見ず一方的に話す医者が多い中、担当の医者はちゃんと目を合わせてくれる人だった。そのことにまず安心した。「筆談がいいですか？　パソコンに打つほうがいいですか？」と尋ねられたので、パソコンでのやりとりをお願いした。

そばにいる看護師さんに聞かせるためなのか、音声でしゃべりながらキータイプしていた。加えて、ぼくらを見て話すときはブラインドタッチで入力しているので、そのスピードの食い違いで起こるタイプミスがおもしろかった。誠実に対応してくれているということは伝わっていたので、嫌な感じはしなかった。「お疲れさま」が「おつぃかれま」だったり、「聴力」が「調理よく」、「樹《いつき》」が「五木」だったり。「樹くん」と言うたびに、「五木くん」と出るので、「五木ひろしって、どんなこどもだったんだろうなあ」と思うくらいの余裕はあった。

《おつぃかれまでした、五木くんの調理よく検査の結果は、》

《お疲れさまでした。樹くんの聴力検査の結果は、》

タイプミスのたびに消しては打ち直すのでこれだけの話にも二分ほどかかってしまう。そのあいだに、緊張感が妙に高まってしまった。ぐうぐう寝ている樹さんを抱き直しながら、次の文字を待った。

《問題ありませんでした。県庁です。聴力はふつうにありますね。五木くんは聞こえていますよ》

妙な顔をしたぼくらを見た医者がモニターに向き直る。にやっと笑いながら、タイプミスの修正をする。「健康」と「聴力」を入力し「康」と「力」の文字を削除する。「五木」も「樹」に。

健聴。

樹さんは聞こえていることが、あらためてはっきりした。とはいえ、結果を聞いても特に感慨はない。「へーえ、樹さんはそういう感じの人なのね」ということがわかったというだけだった。それに三歳までのあいだに高熱や中耳炎にかかることで聞こえなくなるのもよくあることだし、原因不明の中途失聴、強いストレスによる心因性難聴ということもある。そこまで考えてはきりがないけれど、ひとまず樹さんにとってふさわしい声を届けるための目処が立ったことに安心した。

聞こえない親を持つこどものことを、Children of Deaf Adultsの頭文字をとって「コーダCoda」という。難聴でも、片方だけの親でも、育ての親でも、手話を使わずとも、それらはすべて「コーダ」になる。

樹さんはコーダなんだ。そうか、そうなんだ。

＊　＊　＊

病院を出て駐車場に向かうとき、樹さんが起きた。たっぷり寝たはずだけど、まだ薬が効いているようで、うっすらとしか目が開いてない。ぼんやりと空を見つめている。冬の空は青かった。

そのとき、樹さんが何かを探そうとするかのように周囲を見渡した。そして薄目のまま、じっとひとつの点を見つめ出した。つられてぼくもその方向を見るけれど、パッと見るかぎり、そこには何もなかった。

鳥が鳴いたのかもしれない。風に揺れる枝葉のざわめきかもしれない。雲が空を泳ぐ音かもしれない。つむじ風に乗って舞い上がる落ち葉のあげる歓喜かもしれない。建物の影で、けん玉をする人がいるのかもしれない。老人のしわぶきかもしれない。ぶ厚い雲の上で飛んでいる飛行機のエンジンかもしれない。陽光が降りそそぐ音かもしれない。自転する地球の音かもしれない。冷たい風に吹かれて立ち上がった鳥肌の音かもしれない。病院で祈る人の、音ならぬ旋律が流れたのかもしれない。ダークマターがそよいだ音かもしれない。天狗のおならかもしれない。

きみの耳がとらえたもの。それをぼくはすぐに共有することができない。だから思う。そして次には、想う。そこにどんな音があったのかを想う。目には見えない音が、入れ代わり立ち代わり、さまざまな形で生起する。こういうふうに想ったってよかった。ぜんぜん、よかった。自由だった。無性に胸がいっぱいになる。

想うための種、それは世界からもうすでにもらっていた。これからは、きみからも想うための種をもらえるんだな。それは、とてもありがたいことだな。

こうして、樹さんの音の兆しは、ぼくに新たな想う力をもたらしてくれた。まなみの言う〈感じる人〉として、あらゆることをこれからより深く感じて、そして〈想う人〉として万物の境界を翔ぶような想いの力を持って、きみに声を届けよう。

2016.02

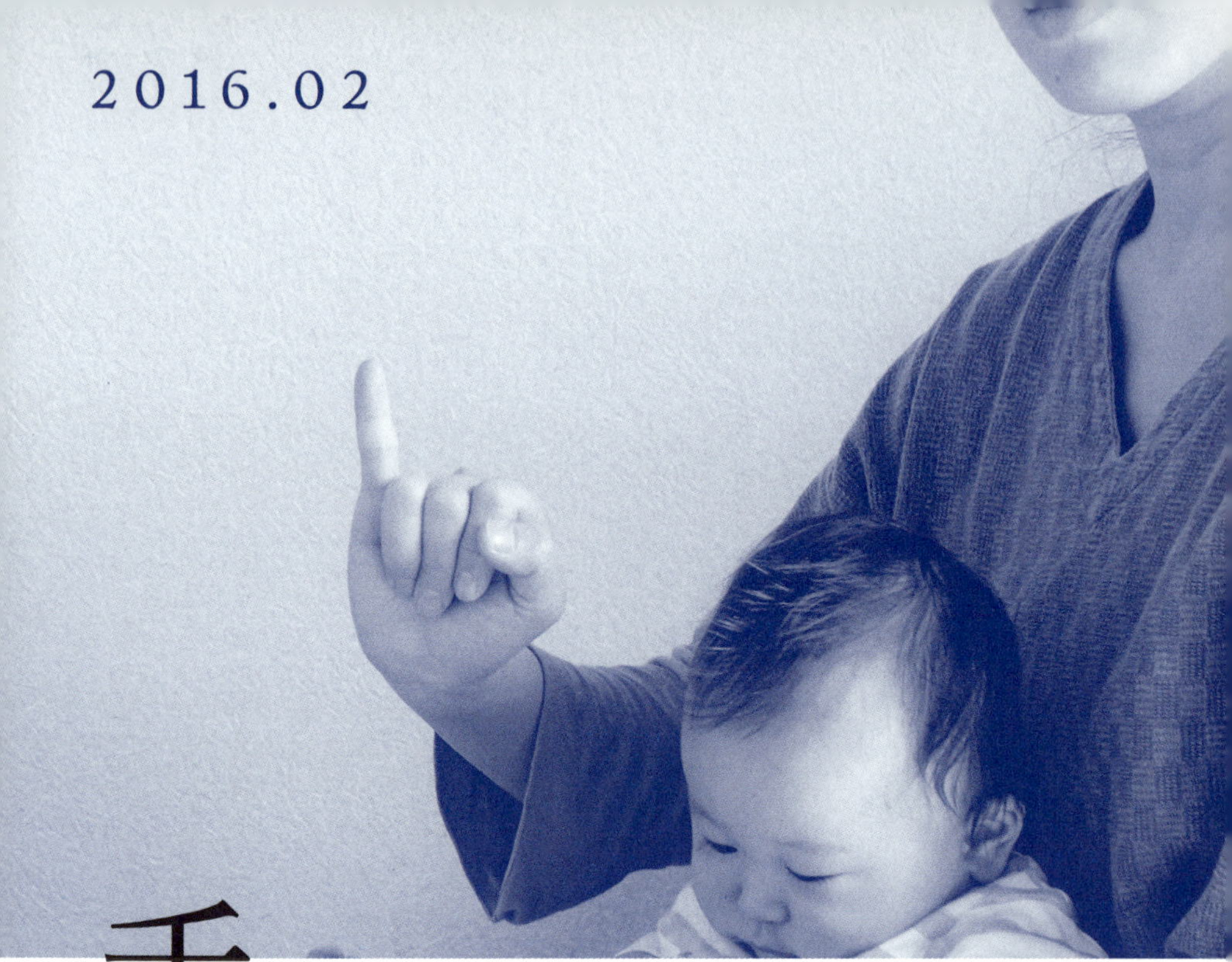

手の物語

4

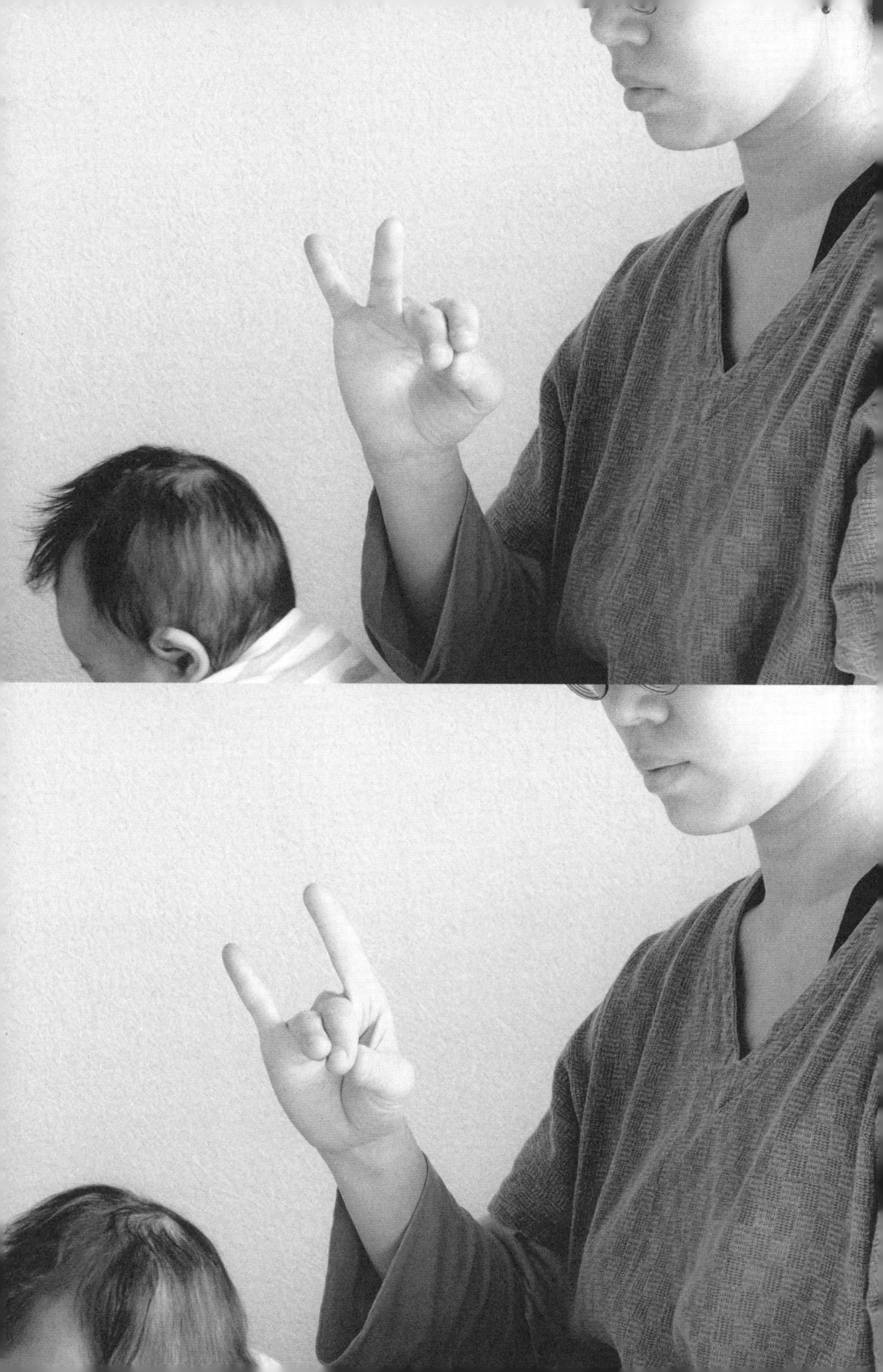

その日の朝、樹さんはまなみの膝元で横になりながら、あきゃあきゃと笑っていた。そんな樹さんを見ながら、まなみが小指をぴんとまっすぐに立たせたところから物語は始まった。

天に向けて小指だけがピンと立っている。

その手の形は指文字で「い」となる。

「い」の手が横になったかと思うと、手首も腕もゆらりゆらり揺れて動き出す。やわらかな曲線を描いて動くそれは、魚が泳ぐ動作を模していた。そのことがビジュアルとして的確に表されていて、一目でわかった。

魚の尾っぽとして小指の先がゆらめき、腕はたくましい胴体として力強く全身を揺らして泳いでいる。ときどき、水の抵抗に逆らう様子を見せながらも悠々と泳いでいた。その動きから察するに、手が表現している魚は、ゴツゴツとした岩場をくぐって泳ぐ川魚だった。どんな川だろうかと思う。たぶんきっと、清らかに流れているはずだ。

川上から川下へスイスイと滑らかに泳ぐ。川下から川上へと泳ぐときは、尾っぽを小刻みに動かして、全身を大きく横に揺らしたり、一箇所にとどまったりと、それぞれ水の抵抗を変えて表現していた。

その動きのリアリティから、これまでに見てきた魚たちが、心象の中でふたたび泳ぎ出す。それと合わせて、ますます手の魚はリアルなものとして見えてきた。日光に反射して、銀色に光る魚の肌も見えるようだった。

横になっている樹さんの目の前で、ゆらりゆらりと手の魚が泳いでいる。樹さんは手の魚の腹を見上げながら、魚が泳いでいるのを目で追っていた。ぼくは、水面下にいる樹さんの顔に魚影がかかるのを見た。

突然、手が、ぶわりと上へあがっていって、まなみの顔よりやや高いところで止まる。場面が転換する。

薬指と小指は立ったまま、親指に人差し指と中指がくっつく。

その手の形は「つ」だった。

手首のスナップを利かせて空中でホバリングしながら、親指とくっついている人差指と中指が、ぱくぱくと小刻みに動いている。窓から差してくる太陽の方角に手を向けて、ぱくぱく。周囲を見回しながら、ぱくぱく。樹さんを見下ろしたりしながら、ぱくぱく。ぱくぱく。

鳥だった。

魚の次は、空を飛ぶ鳥として、まなみの手は生まれ変わっていた。

手の鳥は、あちらこちらを見ながら、ちゅんちゅんとくちばしを開けて鳴いていた。スズメかと思うも、ちょっと違う気がした。もしスズメだとしたら、くちばしにあたる手のところを縮こまらせて、ちいさく表現するはずだった。まなみの手は、人差指と中指をぎゅんぎゅんいっぱいに伸ばしていて、長いくちばしを持つ鳥として表現されていた。その鳥はあまり動きを見せないで、一箇所をゆっくりと凝視している。

そういえば、さっきの魚は川魚だった。川の近くにいる、長いくちばしの鳥ってなんだろう——と考えたとき、色鮮やかな青い鳥が心象に浮かんだ。カワセミだ。きっとそうだ。

手の鳥は、さっきまで手の魚が泳いでいたあたりを見下ろしながら、ホバリングを止めて、レーザーのようにまっすぐ川へ飛んだ。樹さんの顔の前に、もとい、水面に入ったかという瞬間、手の鳥はぶるりと激しく震えた。ばしゃばしゃと盛大にはねる水しぶきを見た。樹さんは、目を丸くしながら目の前で暴れる手の鳥を見ていた。

ふたたび飛び上がった手の鳥は、びくびくと震えている。くちばしの先で身をよじらせる魚が見えた。魚のあがきに苦労しながら、しばらく飛んでいると、ややあって震えがおさまる。そうして、つい先ほどとは打って変わって穏やかにゆうゆうと飛びはじめる。行き先は、樹さんの口元だった。

樹さんの口の前で、また手が変化する。

みたび、場面が転換する。


パーの手から、中指と薬指が親指とくっつく。

「き」を意味する指文字だ。

その指先は、きつねのとんがった鼻先を表すように、きゅっと突き出されている。おなかを空かせて鳴いているこどもへ食事を差し出すように、「き」の指先が、樹さんの口にちょんちょんと寄せられる。

その様子を見ながら、何の存在だろうと思った。でも、わからなかった。何でもいいなと思った。鳥でもキツネでもあるし、リスでもある。クマ、パンダ、ゾウ、キリンであっても、容易にその光景と重ねて想うことができる。その手が表す動物は、親子で食事をする動物すべてだと思えた。


そして、手がほどかれる。

いつものまなみの手に戻って、樹さんのほっぺを包むようにぽんぽんと叩く。「ん？」といったような、ちょっと口を尖らせた表情を向けている。疑問を尋ねる表情と合わせて、頬を叩く。それは「おいしい？」を意味する手話になる。

ぴんと小指だけが立つと「い」。
親指に人差し指と中指がくっついて「つ」。
親指に中指と薬指がくっつくと「き」。
樹さんの名前を表す指文字の形から、まなみが即興でつくった手の物語だった。

＊　＊　＊

その日、ぼくらは寝ぐせも残るままに朝ごはんを食べていた。ウインナーと目玉焼き、ごはんと味噌汁の献立だったと思う。不規則な時間に起きては、ばたばたと有りものから適当につくることが多いぼくらとしては、めずらしくちゃんとした朝ごはんだった。特に予定もなかったので、ぼんやりしながらゆっくりと食べていた。

樹さんはふとんで足の親指をしゃぶりながら、ひとり遊びをしていた。それを見ながら「赤んぼってからだやわらかいなあ」「すっごいよね。こんにゃくみたい」と、そんな話をしていた。

ごはんを食べ終えたあと食器を洗って戻ると、部屋がたっぷりとした光で満ちていることにあらためて気づいた。アパートは三階で、日当たりに関しては最高だった。クリーム色で網目が粗いカーテン越しにこぼれる朝の光が、チーズフォンデュのような濃厚な黄色のまま部屋中に満ちている。ごはんの匂いもまだ残っている。特にウインナーの油っぽい匂いが強く残っていた。そんな中で、まなみは樹さんの足をつかみながらおむつを換えている。

うらうらとして、しみじみとうれしい光景だった。限りなく何事もない美しい世界。

カメラでその光景を撮ってみたが、なんだかまるで不釣合いだった。全然、撮れていない。撮れなくて当然だと思った。この光景をこころに刻むにあたって、もっとふさわしいものがある気がしたのだ。

「ねえ、ちょっと樹さんの名前で、なんかお話をつくってみてよ」

樹さんはそのころ五か月目くらいで、動くものに対する好奇心が強くなっていることと、少し前に「まなみにとっての子守唄」の話を聞いたばかりだったことから、ふと思いついたのだった。

手話がぼくの言葉として十分なじんだ今では、自分のことを「ろう者」だと言えるけれど、二十歳までのぼくのアイデンティティは、音声による聴者の文化の考え方が強かった。「声は音声で発するもの（手話は身振り手振り程度のことしか表せない言語だ）」とか「歌とは音声で歌うもので、耳で聞くものが音楽だ（それができないぼくは歌えないし、楽しんでもいけない）」というような誤った思い込みが多くあった。

だから、家族全員が日本手話を母語とするデフファミリーで育ったまなみの考え方はぼくにとってはまったくの異文化で、生活の中のふとしたことでお互いのズレに驚くことがたくさんあった。

ぼくが初めて子守唄を唄って樹さんが寝てくれたことを報告したとき、まなみの場合はどうだったんだろう？ と気になった。

まなみにとって、もちろん音声による子守唄はない。でも手話も言語である以上、きっと何かしら「親と子のあいだだけに通う特別な唄」のようなものがあるはずだと思った。

最初は「うーん、子守唄ねえ……そんなものはなかったと思うよ」と言っていたけど、産後久しぶりに実家で過ごし、家族全員で樹さんと接するうちに思い出すものがあったらしい。

「そういえば。あれはいくつだったかな、四歳？ いや三歳かな。夜、薄暗い部屋の中、かあさんと一緒にふとんに入っているとき、かあさんがわたしの目の前で、五十音順を指文字でひとつずつ……ふわり……ふわり……って、蝶々がはばたくように、『あ…い…う…え…お…』ってゆっくり言い出して。わたし、そのなめらかに移り変わる指の動きを見ているうちに、いつのまにか寝ててね。今思えば、あれが子守唄だったんだ」

「手の動きから物語を読み取って、想像したりして、楽しかったよ」とも言っていた。そんな話を聞いたばかりだったので、樹さんにその物語を話してみてほしいと思ったのだった。

＊　　＊　　＊

まなみは「い」「つ」「き」の指文字をひとつずつ確認して、ちょっと考えたのち、冒頭の物語をあっというまに紡いだ。「いやいや、全然、難しいことじゃないよ〜」と、まなみは言う。まなみにとっては朝の数分のうちに行われた、ほんのたわむれにすぎなかった。

でも、ぼくは手の物語をものすごくおもしろいと思った。

まなみの母がそうしたような、指文字をリズミカルに動かす手遊びのようなものをぼくは想像していた。だから、まなみが表した手の物語にはすっかり意表をつかれた。「い」は魚でもありえた。「い」の意味以上に「い」を膨らませる、あるいは、「い」を別のものに生まれ変わらせるという発想が、ぼくにはまるでなかった。

そのときぼくは指文字のことを、紙に定着した「文字」と同じようなものと見なしていたことに気づいた。「指文字」と書くけれど、そのことばが発されるところは、紙やテレビ、モニターのような二次元空間ではない。生身のからだが存在する三次元空間でこそ生まれている。紙の文字と指文字は、まったくの別物なのだ。一度気づいてみれば、それはまったくもって当たり前のことだった。

ぼくの頭の中にあった文字は、紙に定着されたインクの染み、または電子信号でモニターに浮き上がるドットといった二次元空間のものだった。そんな二次元空間に閉じこめていた指文字の概念が、まなみの手の物語によって、三次元空間のものとしてアップデートされた。

あまりにもおもしろかったので、絵本の読み聞かせをねだるこどものように、そのあと何度も再現をしてもらった。まなみは「えー、またあ?」と言いつつ、手の魚や鳥の動きを少しずつ変えながら再現してくれた。同じことを繰り返すのも飽きるから、という理由からの変化なのだろう。だけどそれは、心象に浮かぶカワセミや魚の様子にさまざまな変化をもたらした。

最初の物語はなんの気負いもなく始まっただけに、軽やかにスマートに語られた。けれど何度も繰り返して十回目を超えたあたりでは、投げやりな感じになってきた。ちょっとしたイラつきを含んだ荒々しい手つきは、不穏な暗雲が立ち込める情景として見えた。筋は何も変わらない物語でありながら、手や表情のわずかな揺らぎがさまざまな意味を含んで、物語に厚みをもたらしていた。

何度も繰り返されてうんざりしているまなみには申し訳ないと思いつつ、ぼくは「おもしろい。これはとってもおもしろいことだ。すばらしくおもしろい」と興奮していた。

＊　＊　＊

頭よりも上の位置に置いたグーの手が、やわらかく結んでは開く。星のまたたきを表すときによく使う表現だった。

小指がぴんと弾けた。そのまま続けて、ぴ、ぴ、ぴ、ぴぴ、ぴぴぴぴ、ぴんっと小指が素早く動く。そして「い」の手の形のまま、小指が斜めに落ちていく。まなみの視線は小指の先にそそがれているので、まなみが今もっとも見てほしいものは小指だということがわかる。

流れ星だ。

手の流れ星は、樹さんに向かって落ちていく途中で「つ」の形に変わり、「き」となる。「き」の指の先端が樹さんに触れるとき、ぱぁんと指が弾かれて、高く高く浮き上がる。舞い上がる砂塵や煙を表現しているのだと思った。やがて風に吹かれながらゆっくりと落ちる手の砂塵は、樹さんの顔に降りつもった。

指が手が腕が、揺れ、跳ね、回り、ひっくり返り、ゆらめき、流れ、降り、弾ける。さまざまな揺れが、それを見る人の裡《うち》に宿る幻影を蘇らせる。「い」「つ」「き」という三文字は、魚であり、鳥であり、歌であり、星であり、親子であり、捕食であり、せせらぎであり、慈しみであり、水滴であり、食事であり、くちづけであり、日々の生活であり、はばたきだった。

二次元の文字から解放された、三次元の一粒の文字は、動詞を生きていた。寝ることも、跳ねることも、泳ぐこともできる。動きまわることのできる文字は、世界に満ちる無垢のやわらかい「ことば」になっている。

一粒の文字は、何にでもなれるのだということを知った。

それは、きみのようなこどもという存在が、その裡にはらんでいる可能性の無限に等しいと思った。

＊　＊　＊

朝起きて、ごはんを食べて、歯を磨いて一日が始まる。昼は遊んで、学んで、寝て、夕方は黄昏泣きでちょっとわけがわからなくなったりして、「おかあさんといっしょ」を観たりして。ほんで夜が来て、またごはんを食べて、お風呂に入って、おしっこしておならしてうんちして、歯を磨いて、ふとんに入って一日が終わる。

そんな日常こそが世界そのものなのだということを、ぼくは覚えておかなくてはならない。意味や利用価値、そんな効果ばかりを求めて「言葉」にこだわろうとするとき、このたいへんに人間的な「ことば」を失ってしまう危険を覚えておかなくてはならない。

それでも、もし生きていくことがつらくなったりして、「ことば」の存在を忘れていることに気づいたら、ありふれていると思っていたものの名前から、手の物語を熾《おこ》してみよう。

たとえば「そら」。ぼくらの頭上にある「空」。

人差し指だけを突き出した「そ」と、人差し指の後ろに中指を持っていく「r」の形を意識した「ら」。そのふたつの手の形から、どんな手の物語ができるだろうか。きみの中にある空はどんなものだろうか。きみが触れてきたすべてのものの、何が、だれが、その指先に、その手に宿ろうとしているのだろうか。

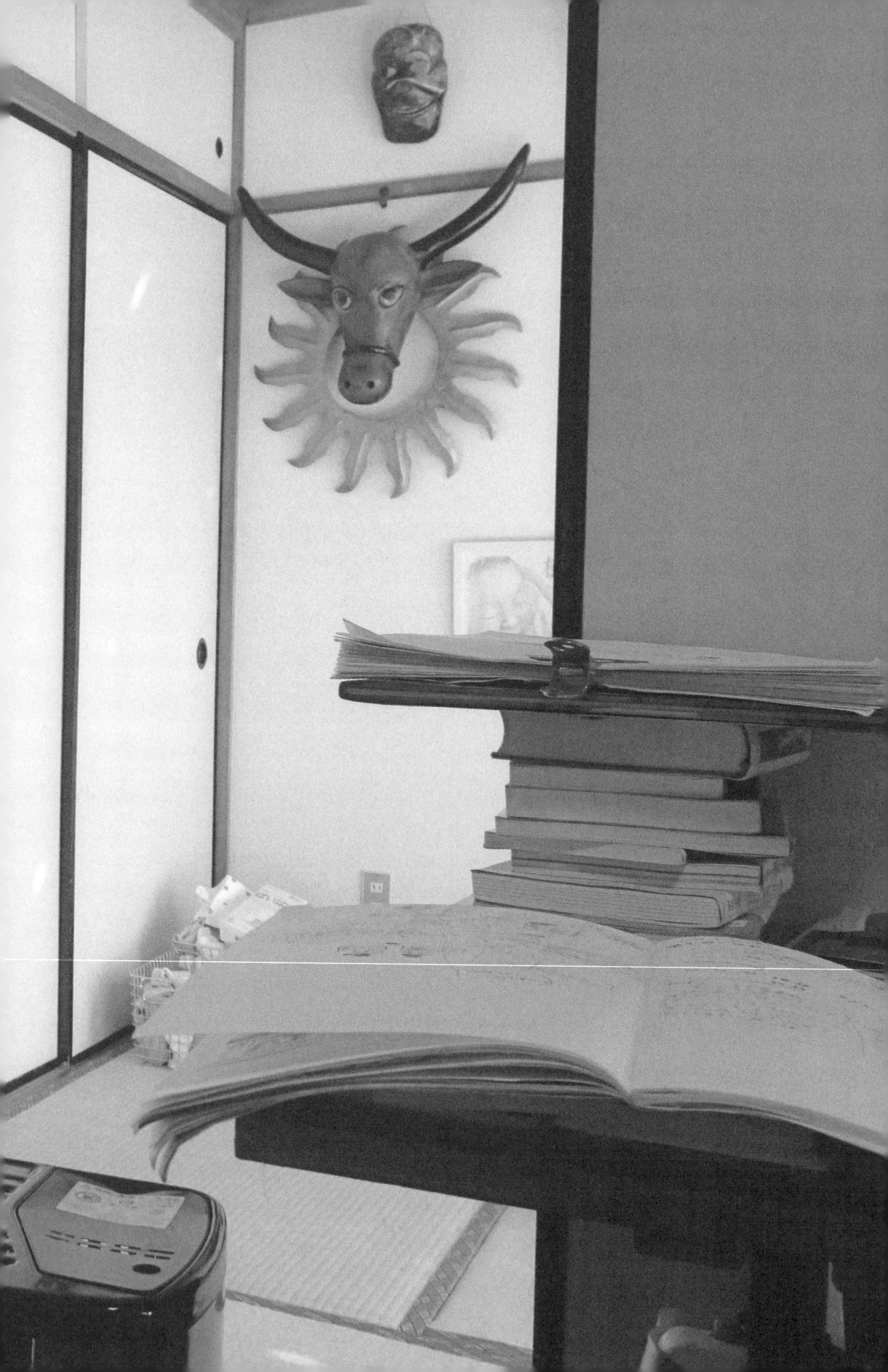

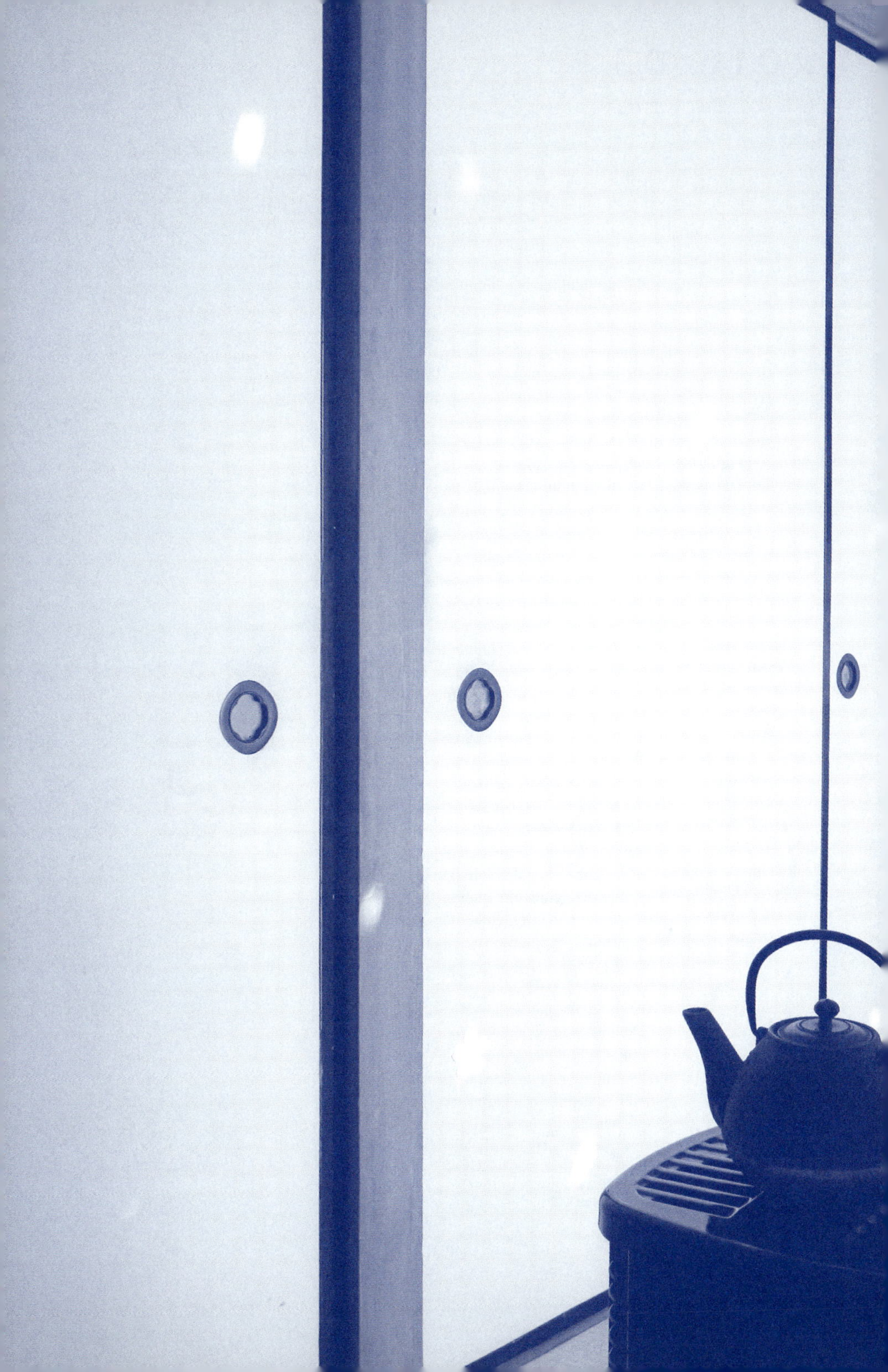

2016.03

生活を見にいく

5

樹さんはエリック・カールの『はらぺこあおむし』が大好きで、一歳を迎えるころには、あおむしから、くだもの、食べ物も含め、絵本に描かれているもののほとんどを手話で言えるようになっていた。

その中で「太陽」と「月」の手話表現に、いろいろと気づかされることがあった。「月」の手話は、「くっつけた親指と人差し指を開きながら下におろし、またくっつける」というもので三日月の形が元になっている。指先の動きとしては複雑なはずなのに、最初からその動作を表すことができていた。

手話を知らない人が表現をするとき、全体的な手の動きは合っているものの、手の動きだけに注目すると、棒状になっていたり、半月的な形になっていたりすることが多い。というか、ぼく自身がそうだった。手の形が合っているかどうかばかり意識していて、本物の月の形をしっかりとイメージしていないことで起こる失敗だった。

だから、そんな感じで大まかに合っている手話をするだろうと思っていたのだ。

ところが樹さんの表す手話は、手を下におろしつつ、わずかに右にズラしながら、いちばん下では頂点と同じ軸の位置に戻して止めるという、ちゃんと三日月の輪郭が見える表現だった。まさか一歳になったばかりでそこまでできるとは思ってもいなかったので、まなみと一緒に驚いた。たしかに、夜、月があれば、それを一緒に見て「月」の輪郭をなぞる手の表現をしていたけれど、ここまで細かいところまで見ているとは思わなかった。

「太陽」の手話は、「両手の親指と人差し指を立てて上にあげる」というもので、太陽が海から昇る様子を表現している。その正式なやり方ではないけれど、だれが教えたでもなく、樹さんは手のひらを発光源と見なして太陽の輝きをグーパーしながら表現していた。

自然現象をからだで表現できる。なんだかとてもいいなと思った。それで、朝起きたらその日の天気をからだで伝えることが日課になっていた。

天気は毎日変わる。晴れ、曇り、雨。天気を伝えようと思えばだいたいその三つのことばで事足りる。でも樹さんにからだでしっかり伝えようと思うと、そんな短いことばでは、目の前で起きている自然現象の何も説明できないことに気づく。

樹さんが自分自身の手のひらを太陽として表現したように、ぼくも目の前の天気になろうとしてみる。そうしてみると一日たりとも同じ表現はなかった。

たとえ連日、晴れが続いたとしても、陽射しの強さ、風の強さといった皮膚の上を撫でていくものや、空の青さ、雲の形など目による心地よさなど日々変化していく自然現象によって、手話とからだの表現は微妙に「変わらされて」しまう。

これは「天気に合わせて手話を変える」といった意識的なものではなかった。毎日毎日、そんな器用なことはぼくにはできない。寝ぼけながら何の気なしに天気を表したつもりでも、あとから振り返ってみれば、その日の天気にそった形で、ほとんど無意識に表現を違えていることに思い当たる。自分でも不思議なくらい、それらは異なっていた。

ぼくのそんな稚拙な表現を、樹さんはじっと見てくれていた。その無言のまなざしが、ちゃんと表現しないと、という責任感につながる。そのたびにぼくは「同じ日なんて一日たりともないんだ」という素朴な驚きにぶつかった。

目覚めたときからなんとなく始まる、いささかの惰性と倦怠を含んだものを「生活」と思っていた。けれど日々めまぐるしく育っていく赤んぼがそばにいると、生活は常に新しかった。小器用に写真を撮って残すことにだらしなく慣れてしまったぼくは、瞬間とはまた巡り会えるものだ、とあぐらをかいていた。ばかものと思う。永遠に取り返しのつかない瞬間が、否応なしにただただ積み重なっていく。その途方もなさが繰り広げられているのが日常なのに。

＊　＊　＊

「思い出す」ということは、ぼくにとって当たり前のことではなかった。

幼年期から中学生までのあいだの記憶がほとんどない。そのころの記憶は、たとえるなら、固まって開かない蜂蜜の瓶のようなものだと思う。

瓶の中には記憶の蜜が詰まっている。でも冷たいところに置かれつづけた瓶は、すっかり冷えて固まってしまっている。力いっぱいフタを開けようとしても、どうしても開けることができない。つまりどうしても思い出すことができない。

もちろん甘くはないつらい出来事もたくさんあった。うらみつらみの溜まることばかりが、やたらと鮮明に思い起こされる。けれども、それだけではないはずだ。黄金色に甘い、こころに残る出来事もあったはずだった。

それなのに、そういった本当に大切に思うべき記憶ほど遠くにあるように感じられた。瓶のガラス越しに黄金色の記憶が詰まっていることはわかる。だけどフタが開かない。そこにあることはわかるのに、生々しい実感として感じることができない。開かないまま放置された記憶は冷えて固まり、白く濁ってしまった。かつての鮮やかな黄金色は、ない。

ぼくは生きてきた。話をしてきた。感情が動いた。ぼくだけの情景を見てきた。

それなのに。

断片的に情景は浮かぶものの、どうしてもそれが自分のものとして生々しく思い出すことができない。「思い出」とはどういうことなのか、長いあいだわからなかった。

物心がつくころから、朝起きるとすぐに補聴器をつけていた。

枕元においてある補聴器のイヤーモールドを耳穴にねじ込んで、スイッチをオンにする。と同時に、ノイズに限りなく近い音がなだれ込む。家の中なので家族の声がわかればそれでよかった。けれど、それ以外の必要としていない音もすべて一緒くたになって聞こえてくる。テレビの音も、やかんのお湯が沸騰する音も、食器がテーブルにぶつかる音も、同じものとして聞こえる。目に見えている範囲であれば、「ああ、この音はたぶんあれが鳴ったものだろうか」と想像することはできたけど、もちろん背後や頭上、壁の向こうと見えないところからも音はやってくる。それらの音まで聞き分ける、もとい、想像することはできなかった。すべてが均一に聞こえる世界はグレーだった。

それでも、家族の声だけは特別だった。口の形からことばを推測する「読話」も併用して聞いてみれば、家族の声は独特のぬくもりある色をともなって聞こえた。補聴器を通した音はすべて同じもののはずなのに。テレビの芸能人、同級生、先生といった人の口は、いくら見てもぬくもりが宿ることはなかったのに。

発音によって口と舌の形が変わる。息の強弱も異なる。喉の震えも違う。そのことを教わるために、毎日朝から晩まで、手のひらや手の甲に息を吹きかけられたり、喉に手を当てられたり、口内の舌の動きを見つめたりという発音訓練が行われた。

「あいうえお」の母音の発音はほとんど息が出ないので、口の形や喉の震えで教わる。「かきくけこ」のカ行は鋭い吐息、一瞬だけ鋭く震える喉。「さしすせそ」のサ行は、手のひらにふわりとした吐息が吹きかかる。ぼくはこの発音が特に苦手でいつまでも練習していた。大嫌いな発音である。

「たちつてと」のタ行は、口の上にしっかりとくっつけた舌を切れよく離す。「はひふへほ」のハ行は、熱気のこもったまんまるい息が手のひらにそよぐ。「まみむめも」のマ行は、よくわからないまま、うまくできているようだった。あまり直された覚えがない。そんなこともありマ行は好ましい。「らりるれろ」のラ行は、特に舌の動きをじっと見ていた。口臭がきつい先生の、口内でぬらぬらとうごめく舌を見るのが苦痛だった。

「ぱぴぷぺぽ」といった口唇破裂音は、ツバとともに鋭い矢のように吐き出される。それもちょっと嫌だった。「ばびぶべぼ」の濁音は、息の切れもよく、響きもほどよく、好きだった。

発音訓練は家でも続いた。だからぼくがもっとも聞いてきた音は何かというと、まず第一に母の声、次いで家族の声だった。長時間聞いてきたからこそ、家族の声にぬくもりを感じるようになったのだろう。

でもそれは、ただ単にたくさんの音を聞いたからではない。顔を見合わせて笑い合ったり、ケンカしたり、怒られたりと、音声以外の直接的な触れ合いによるメッセージを受け取っていたからこそなのだ。

小学校に入るころには、発音訓練で注意を受けることも減ってきて、「聞き取りも発音もうまくなってきた」と自信に思うようになっていた。しかしそれは、発音訓練の先生の好みや、怒られないポイントをおさえた発音がわかってきただけで、実際にはそれほどうまくないままだったと思う。

学校でも社会でも、ひとりの人の声にぬくもりが宿るまでの時間や手間をかけることはない。ぬくもりの通わない赤の他人の音声は、どんなに工夫してがんばろうとも、九割方わからない。自分の声は、口から出した瞬間に消えてしまう。聴者にどんなふうに届くかもわからないまま発した音声のゆくえを、相手の表情から読み取る。そんなふうに相手の顔色をうかがいながら、自分の声の良し悪しを確かめていた。そして聞くときは耳と目をそばだてて、ノイズ混じりの音の中から、うごめく口の形を手がかりにして、その人の話を予想する。それがぼくにとっての会話だった。

なんてことないはずの話ですら困難だった。それでも、「音声が話せなければ、聞こえなければ、一人前じゃない」という呪縛ゆえに、霧散する音声をつかまえようとして頑張っていた。神経はすり減るばかりだった。

朝、起きることが憂うつになってきたのはいつだっただろう。

普通学校に通っていた中学生のときはいよいよ心身ともに限界で、朝からからだが重く、やる気もなかった。でも、まともに話せない自分に未来があるとは到底思えず、考えることも面倒くさかった。親に反抗することもだるかったので、全部の気持ちにフタをして目立たないようにするため、惰性で学校に通っていた。

そういったうつの兆候は幼年期からすでにあったように思うし、小学校高学年になると、油断するとそれはむくりと頭をもたげてきた。嫌な予感しかないそれを押し殺し、まるで聞こえている人間のようにふるまおうとしていた。

相手の声を予想しながら、その答えにふさわしい言葉を、できるかぎり言いやすく、伝わりやすい発音に変換して言う。そんな、ことばとことばが噛み合う実感のともなわないやりとりが、ろう学校に入学して手話に出会うまでの会話のすべてだった。

ひとり空回りする会話しかできなかった時期の思い出は、とても薄い。また、そんなものを思い出したって何の喜びもないので、思い出すということもせずにきた。こうして、記憶としてぼくの中にとどまるものはついになかった。

「思い出す」とはどういうことなのか。おぼろながらもわかるようになってきたのは、二十歳を過ぎたころからだった。

手話がなじむにつれて、それまで絶対に必要だと思っていた補聴器への依存が減っていった。ろう学校で進級するにつれ、ひと月のうちに補聴器をつける日の度合いが逆転していって、卒業する間際にはまったくつけなくなっていた。ろう学校での五年間は青春時代であり、同時にことばのリハビリ期間だったのだと思える。

ことばを取り戻していくうちに、自分のものとして瑞々しく思い出せる記憶が増えてきた。ことばが深まるほどに思い出は陰影に富み、匂いや触覚、味も再現される。何もそっくりそのまま思い出せているわけではなく、ぼくにとって都合よくつくり替えた記憶ではあるだろう。それでも、思い出せることがしみじみとうれしかった。

今ならわかる。思い出すことができなかった理由は、こころと密接に結びついたことばを持っていなかったからだった。ぼくはことばの貧困に陥っていた。ことばの貧困が、「思い出す」ことを困難にさせていた。

手話と出会い、こころと結びついたものとしてことばを発することができるようになるにつれて、記憶の瓶のフタは容易に外せるようになった。そして中の黄金色の記憶を甘く味わえるようになれた。

まなみとはろう学校で出会ってから、もう十五年来の付き合いになる。たくさんの話をした。まじめな話だけではなく、たわいない話もたくさんした。今あらためて思い知らされる。するりと数秒後には忘れてしまうような何気ない会話こそが、記憶のディテールを支えていることを。

たわいない会話は、たしかにそのたわいなさゆえにすぐに忘れてしまったように思う。けれどもそれは違った。たわいない会話はとろりとした蜂蜜のように、とても甘くやわらかいものでもあった。やわらかいことばは、固く四角い意味あることばが積み重なった会話のすきまやひび割れに、つるり、ぬるり、浸透していく。細やかなところまで沁み入ることばこそが、記憶に直結していた。

まなみと「いちばん古い記憶は何?」という話になったときがある。

「三歳くらいのとき、一歳の弟がアリを食べているのを見たときかな……。んえええーって、すっごい驚いたの覚えてるな」

「あ、弟が産まれたころのことも覚えてる。二歳半だと思う。ちいさな赤ちゃんが新生児室で寝ているのをガラス越しで見た。おとうさんに抱きかかえられていて、なぜか背中が痛かったのを覚えてる」

「あ、あ、おとうさんといえば二歳の誕生日。おとうさんがケーキに載っているイチゴを指さして(すぼめた指先を鼻の頭に当てて)『これイチゴ。イチゴだよ』『うん! イチゴ!』『イチゴたべる?』『イチゴたべる! イチゴ!』って、何度もイチゴって言ってたのも覚えてる」

ちょっと聞くだけで、打てば響くように思い出が返ってくる。どうしてそんなに細かいところまで覚えているのか不思議で、そして、うらやましかった。

樹さんが育つにつれ、よりいっそう、まなみの記憶のディテールに対する羨望が高まった。それが「ぼくもそんな記憶を持ちたい」という思いにつながる。まなみのおとうさんが「イチゴ」と伝えたように、ぼくもひとつのことばをていねいに樹さんに伝えたり、日々のことを日記に書いて、写真を撮って、ちょっとずつ「細やかな記憶を残す」ことを意識するようになった。

すると、何も思い出せないと思っていた記憶がくるくるとめぐり始めた。その思い出を原稿に書いてみれば、あっけないくらい自分の体感としてどんどん書けた（この本と同時に出た『声めぐり』という本はそのようにして書くことができた）。

思えば瓶のフタを開ける方法は、力任せにこじ開けるばかりではない。お湯の中に入れて間接的に加熱する「湯煎《ゆせん》」という方法だってある。まなみと樹さんとの「生活」が、ゆっくりと記憶の瓶を温めてくれたのだと思った。するするとフタは開く。蜜も十分に温められて、白濁もなくなり、黄金色に戻っている。記憶の蜜を、今ぼくは舐めることができている。それは消えてはいなかった。

＊　＊　＊

生活を、「なんとなく始まるもの」と受け身にとらえてしまうと、またきめ細やかな記憶を培《つちか》うことができなくなるんじゃないかと思ってしまう。それはぼくにとって、怖いことだ。

だから生活とはなんとなく始まるものではなく、「見にいく」ものだと思うことにした。

「海で遊びたい」と言って海水パンツを準備してわざわざ海へ出かけるように、「すごい星空を見たい」と言って明かりの少ない僻地へわざわざ向かうように、「雪の中を歩きたい」と言って厚着して豪雪の中へとわざわざ出かけるように、意識して「生活を見にいく」のだ。

朝だ。

朝一番に起きるのは樹さん。おなかを空かせながらぐずっている。たまたまその日はぼくが先に起きていたので、その様子を薄目で見ていた。ばたつく手が、すぐ隣で寝ているまなみの長い髪の毛にからまって、もっとからまって、もっともっとからまりながら握りしめられる。ぴんぴんに髪を引っ張られながら、まなみが起きた。毎日こうして起きてるんだなと思った。

ちなみに、まなみの母語は日本手話なので、夢の中での会話はおもに手話で行われている。音声でしゃべっている人の声は、マンガの吹き出しのように、ぽこんと目に見える形で表れるらしい。そのこともまた異文化で、「へぇー！」と思う。

ぼくはあまり夢を見ない。というより、起きると忘れてしまう。

寝言で大声を出したらしく、自分の声の響きにぎょっとして起きることがときどきある。だからぼくの場合、夢の中では音声日本語でやりとりをしているようだ。でも手話に出会って十六年目の今、夢の中でも手話で話しているときがある気もする。というのも、思いの丈を尽くした激しい手話で会話したあとには腕に独特な疲労感があって、その疲れを引きずりながら目覚めることが増えてきたからだ。

おっぱいも終わって上機嫌の樹さんと、ふとんでしばらく遊ぶ。おむつを換えてから、ぼくも着替える。そうして、その日の天気を樹さんに伝える。晴れ、曇り、雨。ごくごく稀に雪嵐。その天気に合わせて、手をつるつると、からだをくねくねと、表情をさんさんと変える。

それが習慣になってみて、つくづく思う。自然は常に何かが豊かに流動している。ただ行われる奇跡のような何かを、いつも潤沢にこぼしている。

その流れの中に身を置いているあいだは何がどう変わっているのか気づきにくいけれど、滴りつづける水滴が岩石をえぐるように、ちいさなそれらの積み重ねが「ことば」として、こころやからだに浸透するところからすべては始まっていた。

今日も、生活を見にいく。

着替えているときや、顔を洗っているときの気持ちは、だいたいそんな感じ。

2016.04

湯けむりひらめき

6

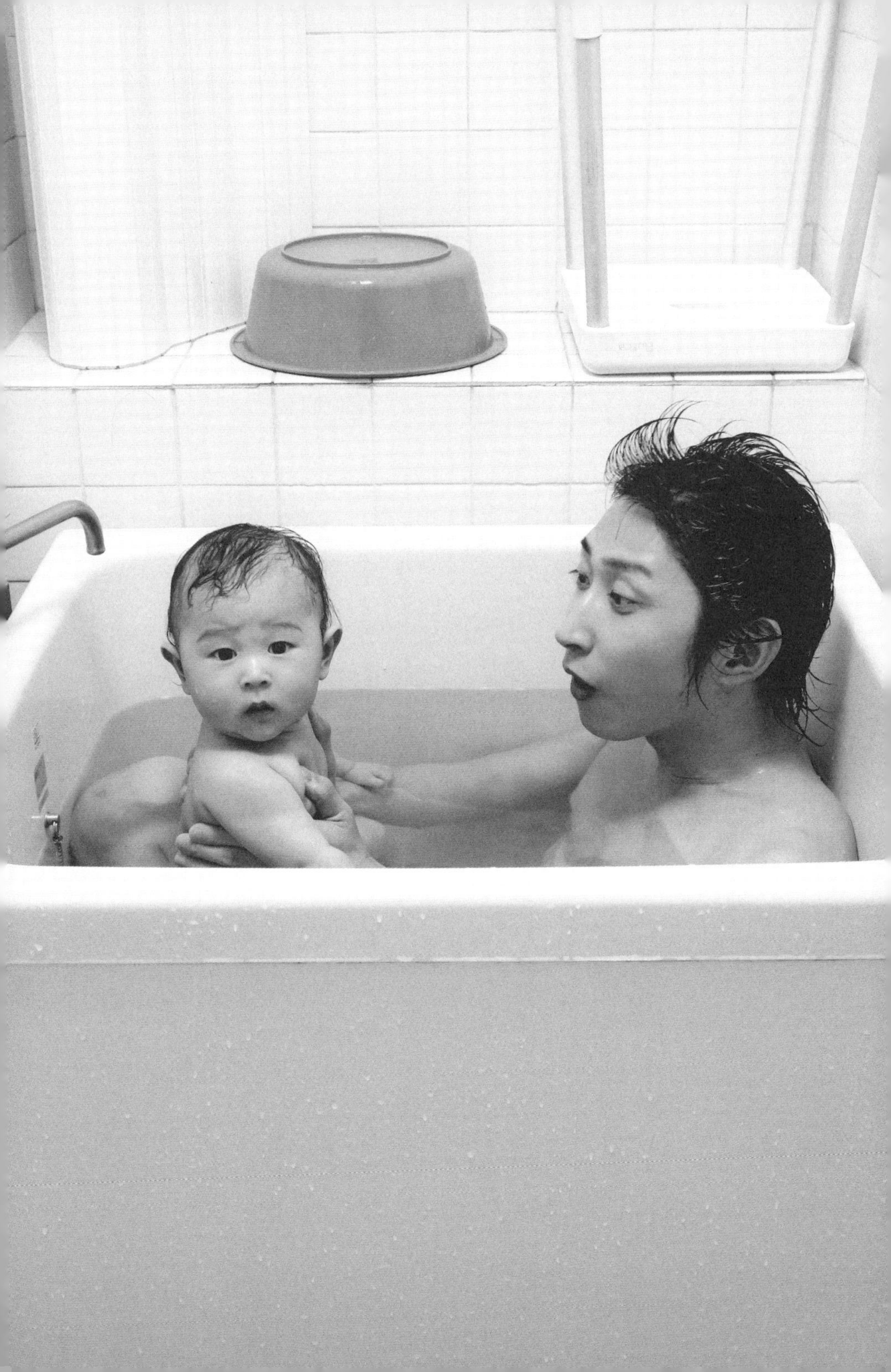

うちでは夜八時ごろお風呂に入ることにしている。特に手順が決まっているわけではないけれど、先に入る人は三十分くらい半身浴をして、ひとりの時間を持つことにしている。樹さんが四か月になるころは、まなみが先に入ることが多かったように思う。

このときまなみは、いがらしみきおさんのマンガ「ぼのぼの」にハマっていた。ぼのぼののゆっくりとした独特なしゃべり方を真似ながら「ぼのぼののねえ、リズムに浸っているとねえ、樹さんも動物なんだよなって思えるんだよね。そしてねえ、樹さんのねえ、感じている時間の流れが、わかる気がするんだよねえ〜」と、わかるようなわからないようなことを感慨深げに言っていた。

まなみがお風呂に入っているあいだ、ぼくは寝床の準備をする。たたんであったふとんを敷いて、シーツを整える。そのあいだちょっと歩けるようになってきた樹さんは、つかまり立ちで動き回っているか、ふとんで仰向けになっておもちゃでひとり遊びをしている。

準備が終わったら、まずぼくが裸になって樹さんの服を脱がせるのだけど、その前に必ずやることがあった。樹さんの胴体を、グーの手でゴシゴシとこする。「お風呂」を意味する手話だ。ゴシゴシしながら、「おーふーろーだーよ〜」と声をかける。

すると樹さんの目が、ぴかりと輝く。歓喜の笑みが浮かぶ。

もったいぶりながら服に手をかける。そのタメが長ければ長いほど、辛抱たまらんとばかりに、ふるふると足をばたつかせる樹さん。そしてバリバリバリバリーッと、ロンパースのスナップボタンを一気に外す。「あーッ！」とでも叫んでいるのだろう、笑顔を弾けさせて大きくのけぞる。真っ白な産着の紐を一本ずつ外すたびに興奮はさらに増して、手足をぴんぴん振り回しての大暴れ。

お風呂のたびに決まってこんな反応を見せる。沐浴の時期も終わって、一緒にお風呂に入るようになったときからそれは変わらない。お風呂がよほど好きなようだ。


湯気がたちこめるお風呂に入ると、ド近眼のまなみはマンガに顔をくっつけんばかりに近づけて読んでいる。マンガを受け取って脱衣所に置く。樹さんをさくっと洗って、湯船につかっているまなみと一緒に入ってもらう。

お湯につかると、それまでどんなに興奮していても、しんとおとなしくなる。お雑煮の中のおもちみたいに、くてくてのぷくぷくにとろける。そのとろけ具合を見るたびに、たっぷりとした温かいお湯にぬっくり包まれるって贅沢なことだよなあと思う。

ぼくも頭やからだを洗い終えたら湯船に入る。三人も入ると、ぎゅうぎゅうのうぎゅうぎゅになる狭い湯船だけど、半身浴のために腰までしかないお湯でも肩までたっぷりと水位が上がるので、節約にもなってちょうどいい。

それからだいたい数分すると、マンガを読んでいてのぼせたまなみが先にあがる。しばらく樹さんとふたりきり。この時間がとても幸せだった。頭がほぐれてやわらかくなっているからか、お風呂に入っていると、とりとめなくいろんなことがひらめく。

＊　＊　＊

ある日の、湯けむりひらめき。

お湯を叩いて遊んでいるのだと思った。手を水面に勢いよく叩きつけている。ぱしゃぱしゃとしぶきが立つ。「うんうん、楽しいよね。ほほほ。かわいい。かわいい。ういうい」とか思いながら見ていた。

でも何度か水面を叩くうちに、力加減が調整されていって、そろそろとした動きになった。水面に手を置こうとしていることがわかった。

でも手は沈んでしまう。樹さんは、沈んでしまう手を見つめながら不思議そうだった。

パっと手をあげてぶんぶんと振り回して、また手のひらを水面に置こうとする。そして沈んでいく手をいとおしげに見つめる。「水面」という境界に何度も手を合わせては、水面下と水面上の違いを堪能していた。それはただの遊びではなく、思考だった。

「おお」と驚いて、ぼくも真似をしてみた。

手のひらを水面に置いてみる。ずぶりとお湯の中に沈む。水面ぎりぎりに手を止めて、置いたふりをすることはできるけれど、本当に「置く」ことはもちろんできない。ずぶっ。ずぶっ。

水面下に手が沈むたびに、お湯にたっぷりと包まれる。護られている感じ。水面上に手を出すと、ひやりと寒い。護ってくれるものがなくなってしまったような心細さ。心細くはあるけれど、たっぷり包まれることのいやったらしい重さもない。心細い軽やかさ。

ぬくもりと寒さの往復は気持ちよかった。

思えば樹さんは、ほんの四か月前まで、羊水にすっぽり包まれていたのだ。産まれてきてからの歳月よりも、胎内にいた十月十日のほうがまだ長い。樹さんがその皮膚で覚えている記憶は、胎内のほうがなじみ深いはずだった。

羊水の温度は三十七〜八度だという。お風呂の温度もそれくらいだ。産まれたときの樹さんは、ほっかほかにのぼせていて、真っ赤で、ゆでだこ状態のおじいさんのようでもあったことを思い出す。へその緒をぼくがちょきんと切ったあとに、すぐ助産師さんが肌着を着せておくるみに包んだ。おくるみは体温調整のためというよりも、湯冷めしないようにするバスタオルみたいなものなんだなと思った。

ずぶっとお湯に手を沈めて、ざぶざぶとかきまぜながら「ここはお風呂だよ」と伝える。続けて手を上空にあげながら、「ここはねえ……」と言おうとして、どんな言葉がふさわしいのかわからない。

あれっ、お風呂の上にあるものってなんだろう？　お湯の外？　お風呂場？　空気？　空？

何もないところ？　なんだかどれもしっくりこない。ちょっと焦って手のひらを、くるりくるり回す。回しているうちに、ふと「天」という言葉が浮かんだ。

「……こっから上は、天だよ」と言いながら、「なるほどなあ」と自分で感心した。

手をくるりくるり回して、空を撫でるようなそのしぐさは「天」を意味する手話でもあった（手話事典に載っている一般的な「天」の手話とは違うけれど、ぼくとまなみのあいだで「天」と言うときにはこの手話を用いている）。

何気ないからだの身振りやしぐさに、ことばが呼ばれていた。からだの動きや、その場の環境によって、知らず知らずのうちに導かれていた。

温かいお湯が満ちている湯船と、水面という境界に気づいた樹さんが呼び寄せたことばによって、お風呂と天がつながった。関係なかったはずのものたちを、思いがけない形でつなげる。ことばの役割とはまさにここにあると思った。結んだものの思いがけなさが深ければ深いほどに、それらをつなぎ得たとき、世界の肌理が細かくなる。

天か。

お湯に浸かるぼくらの上にあるものは、天なんだな。

＊　＊　＊

また別の日の、湯けむりひらめき。

黄色いアヒルのおもちゃで遊んでいる樹さんの後頭部を眺めていたら、突然、なつかしさに襲われた。

ウム？　この後ろ姿、だれかに似ている。

洗いたての頭は髪が縮れていて、ぺしょんとしている。ハゲてるようにも見える。首まわりにはたぷんとした肉がついている。後ろ向きなので、表情は見えるようで見えない。何を見て、何を感じているのかはわからない。でも、とても楽しそうにしていることは、背中越しでもわかった。樹さんはゆっくりとした動作でアヒルを突っついている。そこでハッと気づく。

じいちゃんだ。

樹さんが産まれる日のちょうど一年前に、祖父母と、母と、妹で、祖母の実家の愛知県に里帰りも含めた家族旅行に行ったことがある。たまたまその日のお風呂の前に写真の整理をしていて、ちょうどじいちゃんの後ろ姿が写っている写真を見たばかりだったのだ。

その写真は、足が悪く杖をつきながらゆっくりと歩くじいちゃんを、八歳になる姪っ子――じいちゃんにとっては曾孫――が、補助しながら歩いている姿を後ろから写したものだった。

その後ろ姿と、目の前の樹さんの後ろ姿が重なった。

その写真を撮ったあと、姪っ子と代わって、ぼくがじいちゃんを支えながら歩いた。

トン、たん。トン、たん。杖をついて、足をグッと持ち上げながら、一歩を運ぶ。トン、たん。トン、たん。トン、たん。トン、たん。トン、たん。

歩行というよりも、「歩を刻む」とでも言うべきものだった。それは、つかまり立ちが始まったばかりの樹さんのリズムにも似ていた。


じいちゃんとの会話は、基本的に母に通訳してもらっている。

ぼく自身は、できるだけ本人の生の声を知りたいので、口話で口の動きを読み取ろうとしていた。じいちゃんもゆっくりと口を開きながら話してくれるのだけど、やっぱりわからない。数十年も一緒にいる人なのに、その話を聞くことができなかった。

それでも歳月を重ねるうちに、確実にわかるようになってきた会話もあった。

「げんきか。からだは大丈夫か。（学校は）（仕事は）（写真は）大丈夫か。ごはんは食べているか。ばあちゃんの料理、もっと食べろ」

いつもぼくのからだを、仕事の進展を、生活を、飯の心配をしてくれていた。数十年、言っていることは、いや、ぼくがわかる会話はほとんど変わらなかった。

「うん、写真で食べてるよ。まなみも、樹さんも、ぼくも生活できているよ」

三十一歳を過ぎたころから、やっとそう言えるようになった。それまでは「ギリギリだけどバイトしながらやっていけてるよ」「ちょっとだけ写真の仕事が入るようになったよ」と心許

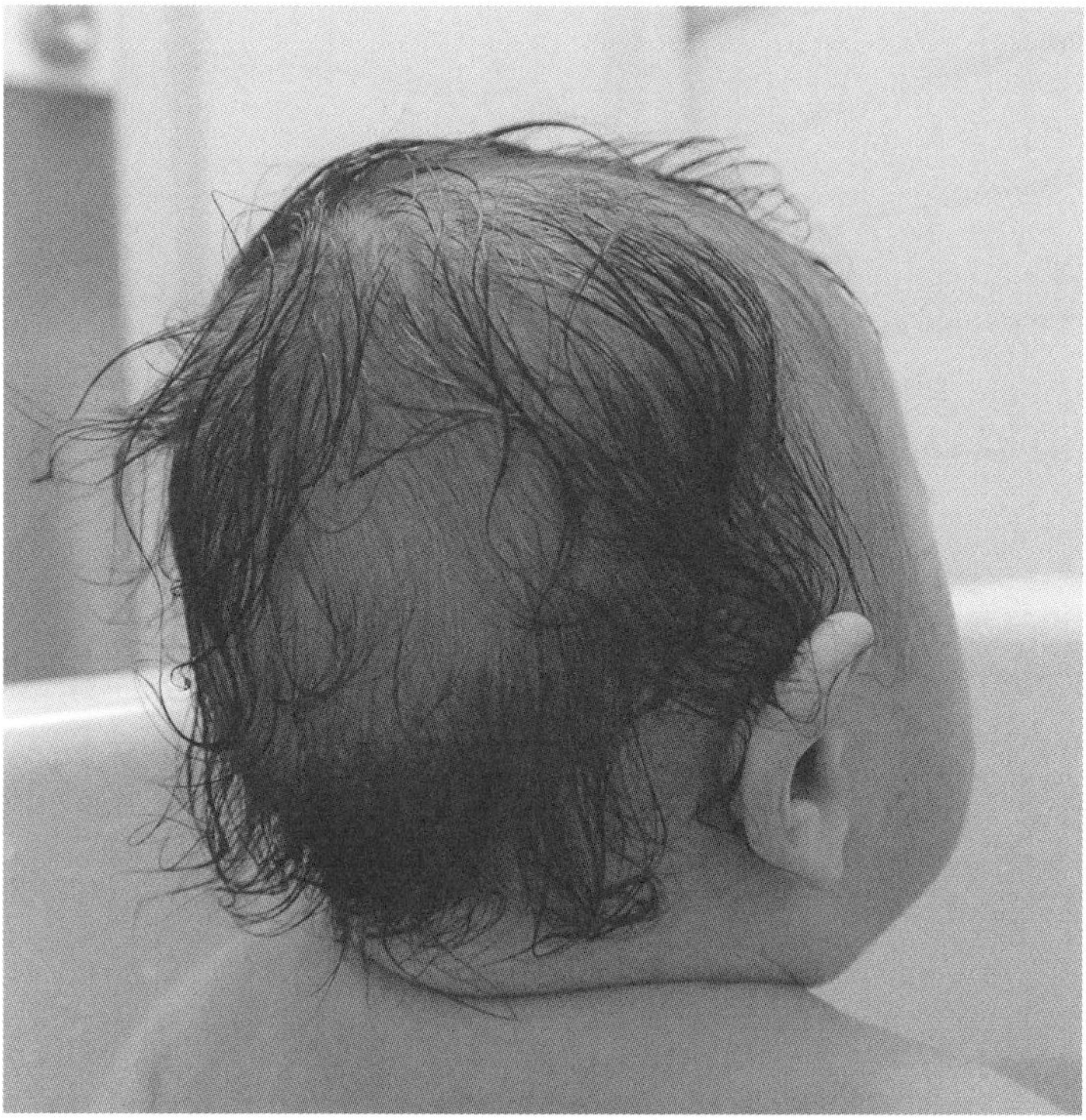

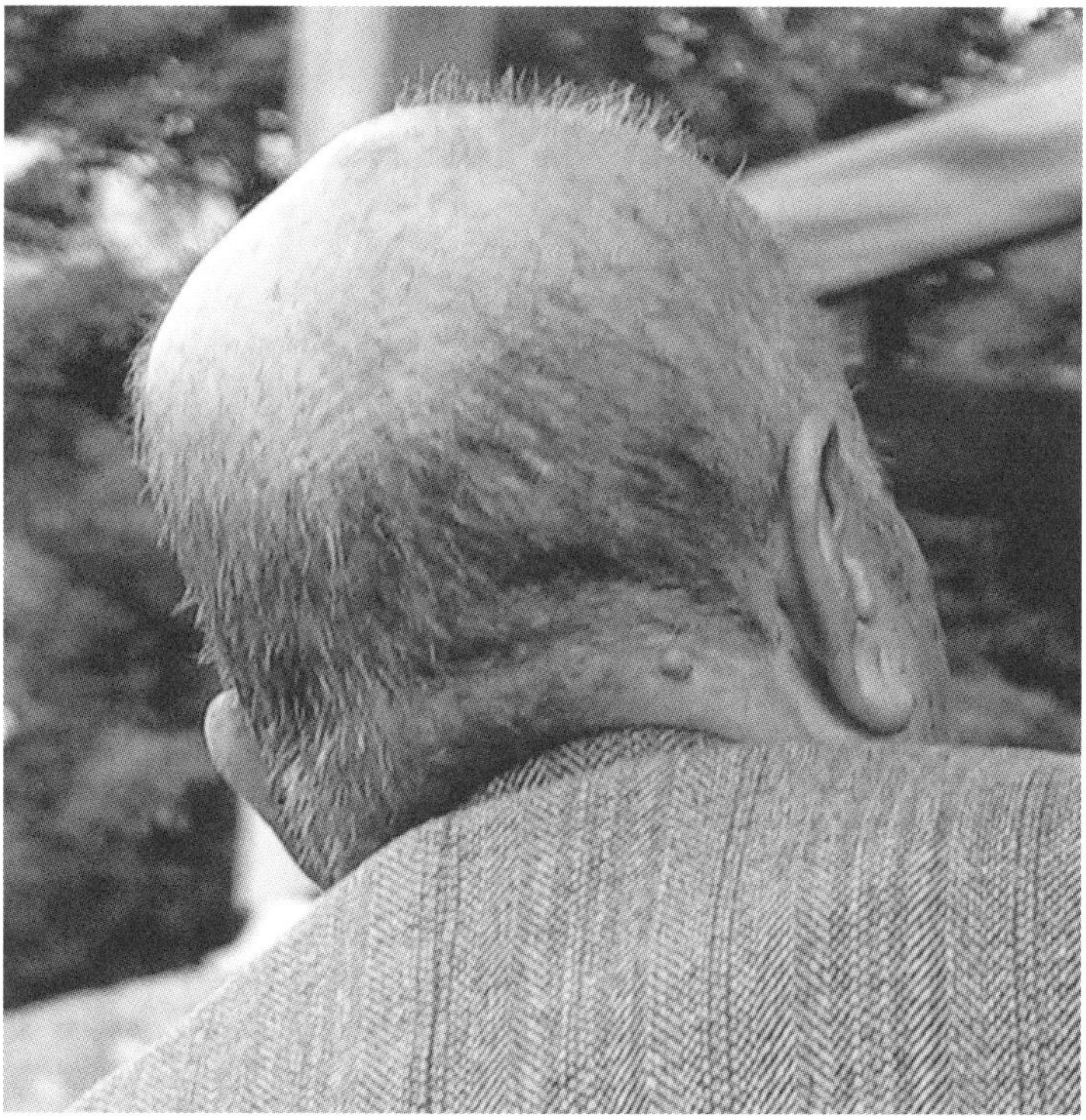

ない答えをしていたのに。

写真で生活できているとはっきり報告をしたとき、じいちゃんは「そうか」という感じで破顔した。にこにこと目を細めながらうなずいていた。聞きたいことがたくさんあるのだろうと思う。でも、それをぐっと喉にためた様子で、微笑をたたえたまま、ぼくの目を長く見つめた。

それまでのじいちゃんは、ぼくに話が通じていないことがわかるやいなや、母や祖母に通訳をするようにうながすことが多かったけれど、このときはそうではなかった。じっと沈黙していた。だから「めずらしいな」と思ったことを覚えている。

認知症が進んでいて、細かいことにこだわらなくなったということも関係あるかもしれないし、ないかもしれない。ぼく自身が写真を通して、まなざしも「声」のひとつだということを学んだからかもしれない。

そうして、テレビを見だした。手を頬に当てて、「そうかそうか」というふうに何度もうなずきながら。その背中が、後頭部が、なぜだかいつまでも心に残っていた。

八十四歳の後ろ姿が、四か月の樹さんの後ろ姿と重なるとき、時空がうねるような途方もない思いにとらわれた。

三十年前、じいちゃんもお風呂でこうしてぼくを見ていたのかもしれない。そう想像すると同時に、赤んぼのじいちゃんとお風呂に入っているかのような思いにもなる。

お風呂の中で、じいちゃんと樹さんとぼくは、時空を超えていた。

* * *

またまたまた別の日の、湯けむりひらめき。

ぼーっと樹さんの頭頂部を見ていると、ぷくぷく膨らんでいるところがあった。押しちゃダメなところだということだけはわかった。ぷくぷくしているところを、手のひらですっぽり覆うように当ててみると、やわらかく上下している。もっと神経を研ぎすませてみると、「と と と と と と と と と」という脈動があった。

調べてみるとそこは「泉門」といって、新生児の頭蓋骨の、まだ硬い骨になっていない膜部分だという。鼓動のたびにやわらかい膜が、ひよひよと動く様子から「ひよめき」ともいうのだそうだ。

ふだんの生活では、そのひよめきに気づかなかった。お風呂でからだがあったまって鼓動が活発になったことから、ひよめきが強くなっていて、はっきりと見ることができたのだろう。目を閉じてひよめきを感じていると、それはどんどん熱くなってくる。ひよめき自体は、ひよこの鼓動のようにささやかなものなのだけれど、そのちいささに見合わないほどの、芯のある熱さだった。

「と と と と と と と と」

ひよめきの鼓動のひとつずつが、つむった瞼の暗黒の空で、星のようにまたたく。樹さんの心臓にも手を当てていたので、鼓動のまたたきはさらに増殖していく。

赤んぼの中には、宇宙があった。宇宙は、もっとも身近な存在の裡にあった。存在の深奥から、宇宙が湧いている。

＊　＊　＊

お風呂からあがろうかというときに、必ずやっていることがあった。

「き　み　の」

ゆっくり、はっきり、手話と音声と一緒に語りかける。

「な　ま　え　は」

じっと目を見る。

「い　つ　き」

ひとつずつ言葉を言うたび、樹さんは口を、ぽこっぽこっと開けていた。お湯の中だと喉の震えがはっきりわかる。日常生活では、指先でしか感じられない声の響きが、お風呂の中なら全身に伝わってくる。だから樹さんがぼくの呼びかけに応えてくれていることがわかった。樹さんの声が、からだを包んで目覚ましく響く。その実感がうれしくて、お風呂のたびに必ずやっていたのだった。

加えて、指文字の喜びもあった。

指文字を樹さんの顔の前で表すと、猫が蝶々や羽虫を追いかけ回すように、ひらひらと動く手指をつかまえようとする。そして、両手で抱きつくようにぎゅっと指を胸に抱きしめる。「い」の小指が、お気に入りだった。それをひとしきりやると、たいてい静かになった。

バスタオルに包んでからだを拭いたあと、おくるみにくるまれる樹さんは、ちょっと顔を赤くしながら、ぷくぷくにとろけた顔で、ちょっと眠そうに半目で、すべての感情がひとつに溶け合ったようなまなざしで天を見ていた。

「なんという目なのだろう」と、いつも思っていた。

まなみというひと

生まれつき聞こえの障害を持つこどもは、毎年、千人に一人の割合で産まれるという。

聴覚障害とひとくくりにされてしまいがちだが、実際には多岐にわたっている。

まず聴覚障害を大きく分けると、三つのタイプがある。音を感じる器官である内耳に障害があるものを「感音性難聴」という。人間は、内耳の蝸牛《かぎゅう》という部分にある有毛細胞で音を感じ取っているが、その有毛細胞の数が減ってしまうことで音を感じにくくなる。そのため、補聴器を使用しても聴者と同じように聞こえるようにはならない。

ぼくとまなみはこの感音性難聴に当たる。

外耳から内耳のあいだにある何らかの異物（耳介の変形、鼓膜の傷、中耳にたまった水や膿など）による難聴を「伝音性難聴」という。伝音性難聴の場合、補聴器などを使って音を大きくすることで聞こえを回復させることはできる。

これらの感音性難聴と伝音性難聴の両方の機能障害が合わさったものを「混合性難聴」という。高齢による難聴は、混合性難聴の場合が多い。どちらの症状が強いかは人それぞれに異なっている。

以上は難聴の原因によるタイプ分けだが、そのほかにもさまざまなタイプ分けが考えられる。

たとえば聴力を補うにあたって、どんな方法をとったか？　補聴器、人工内耳、音の聞こえを阻む異物を取る手術、内耳の血行を良くするための服薬……。

また、コミュニケーションにおいて、どんな手段を主に使ってきたか？　日本手話、日本語対応手話、指文字、キュードスピーチ、筆談、発音訓練による発話……。

まなみもぼくも世間から見れば「聴覚障害」というくくりではあるけれど、まなみはデフファミリー（家族全員が、ろう者である家庭）で生まれ育ったのちに、十八歳のとき「聴文化」に本格的に触れたという経歴である。日本語を母語とする「聴文化」で生まれ育ち、十六歳で「ろう文化」に触れたぼくとは真逆だ。

　ここからはまなみにインタビューをすることで、ぼくとの違いを掘り下げていこうと思う。

＊　＊　＊

はるみち（以下、「は」）　ええと、白石さん（この本の編集者）に言われてみて気づいたんだけど、ぼくらの生い立ち、全然違うよね。ぼくは聴者の親、まなみはろう者の親というふうに。でも、ろう者のことをよく知らない人からすると、「ろう者」は全部同じように見えるんだって。違うだろうといっても、そんなに違わないだろう、みたいな。でもそうだよね。ぼく自身、まなみと出会って深く関わるまで、こんなに違うとは思わなかったもの。そのあたりを聞きたいと思ってます。

まなみ（以下、「ま」）　はい。

は　じゃあ、まず、まなみの好きなものは何？

ま　エスニック、アフリカンなもの、泥染め、カエル、豆腐、マンガかな。

は　マンガ。うん、ぼくも大好き。最近好きなマンガは？

ま　『コウノドリ』『鬼滅の刃』にハマってるなあ。禰豆《ねず》子《こ》（『鬼滅の刃』の主要キャラ）がとってもかわいくてかわいくてね～。

は　じゃあ、魂のマンガは？

ま　魂のマンガか……。諸星大二郎、楳図かずお、山岸涼子、桜玉吉、『乙嫁語り』『ガラスの仮面』かな。もっとたくさんあるけどね！

は　ぼくの魂のマンガは、新井英樹、桜玉吉、『ＢＡＮＡＮＡ ＦＩＳＨ』『キン肉マン』『ベルセルク』『死神くん』だなあ。そういえば、ろう者の体験談で、マンガで音を学んだっていうのよくあるよね。まなみはどう？

ま　音を学んだっていうか、大学に入って聴者とよく話すようになって、マンガにある音は現実にはない音ばかりだってことを知ったときにすごく驚いたなあ。たとえば雨の音の「しとしと」とか。「すごく想像力をたくましくして聞けばそう聞こえなくもないけど、実際には、トトトト、という音がずーっと続く感じかなあ」って聞いたときにはすごく驚いた。

は　そうなんだ。

ま　あと「ガーン」って、聴者は言わないんだねえ！みんな自分で声に出して言っているものだと思ってた……。だって手話では「ガーン」っていうニュアンスに近い「ショック！」「マジで」「信じられない」「ありえない」というような意味を含んだ手話表現（固くて重い石を持っているようなしぐさと、驚きの表情）を、大人でも使ったりするからさ。

は　ぼくが小学校低学年のころ『ちびまる子ちゃん』が流行っていて、「ガーン」ってわざわざ言うのが流行ってたことあったな。でもこどもだけだね。大人は使ってなかった、当たり前だけど。……いや、日本手話だと当たり前じゃないのか！　年齢問わず使われているんだ。なるほどなあ。……じゃあ次は、まなみの生い立ちを教えてくれますか。

発音訓練、どうだった？

ま　0歳から高校まではろう学校で、大学は帝京大学教育学科を卒業して、印刷のバイトしながら写真専門学校の夜間部に通ってた。今は、はるみちさんの妹とエスニック専門のリユースショップを営んでます。

は　何歳ごろから、自分はろう者だってわかったの？

ま　「自分たちがろう者だから、この子もろう者だという可能性もある」という両親の早い判断で生後三か月ぐらいで聴力検査を受けて、ろう者という診断を受けたらしい。それからすぐに都立大塚ろう学校の乳児クラスに通うことになった。二歳半のときに引っ越しをして、都立杉並ろう学校に転校。三歳からは杉並ろう学校の幼稚部に。

は　ぼくは保育園と「きこえとことばの教室」に通っていたよ。保育園の記憶はないんだけど、みんなとは遊ばないでずうっと絵本を読んでたらしい。母は新生児の妹を抱えながら、自転車で片道三十分のところを毎日……。樹さんを迎えたいま思うと、すごいとしか思えない。父は「男は仕事、女は家」という考えの人だったから助けにはならなくて。祖父母にとても助けてもらっていたみたい。

ま　うん……。こどもを迎えてみて、あらためて気づくことってたくさんあるね。わたしの母は週四回、二歳の子どもと一緒に四十分の満員電車に揺られながら通ってて。ちなみに三つ下の弟もろうで、わたしが小学一年生になったとき、弟は幼稚部一年生だから、母は約八年間ろう学校へ付き添って登校していたの。ちいさいこども二人連れて満員電車……ありえない……いや、ありえたから今のわたしがいるんだけど……。ありがたいなと感謝を込めて思う。

は　うんうん。ろう学校の幼稚部って、どんなことしているの？　全然知らない世界。

ま　幼稚部の生活は、かならず挨拶から始まったなあ。なぜかそのことをよく覚えてる。ゲームをしたり、先生の太鼓に合わせて踊ったり、お菓子をつくったり。こどもたち全員の母親がずっと付き添っていて、「みんなの兄弟や家はどうしているんだろう」とたまに思うこともあった。

は　発音訓練、どうだった？　ぼくはもう本当に嫌だった。今でもうらみつらみがすごい……。先生が厳しい人で、とにかくきれいな発音のために、ぼくの人格をも否定してまで教えるという印象だった。実際にはどうだったのかはわからないけど、あくまでもぼくの印象ではね。その先生の通うクラスの子は発音がうまいってことで評判はよかったみたいだけど。自分の気持ちよりも発音のことばかり気にするようになってしまったのはこの出来事がとても大きいと思ってる。だから、ちいさいころの記憶が本当にないんだよね。

ま　んー。わたしが覚えているのは……発音訓練を受けるのは三歳からで、そんな年頃の子がずっと席についていられるわけないじゃない。それぞれの母親が一生懸命席につかせようとしていたのを覚えてる。椅子に無理やり座らせて、後ろにまわした両手を母親がつかんで固定する、なんて風景もめずらしくなかった。紙吹雪、ストローと水、えびせんやウエハース、水飴といったお菓子を使って、ゲーム感覚で発音訓練をやってたね。

は　ああ！　そのアイテム、ぼんやり覚えてる！　あったな〜。

ま　同じデフファミリーでも、「自分のようになってほしくない」という思いで、「厳しく指導してください」って先生に言う人もいたけど、わたしの親の場合は発音訓練に対して厳しくはなかった。発音訓練自体は、担任の先生がとてもよい人で、ゲーム感覚で楽しかったよ。

は　へえええ〜。ゲーム感覚かあ。ぼくはもう毎日の一瞬ずつが、音をちゃんと聞けているかどうかという罰ゲームな状態だった。そこでもうぼくとは全然違うなあ。

ま　でも、ときどき来る若い女性の先生がすごく嫌いだった。「か」の音がうまく出せないでいると喉を叩かれて、すごく咳き込んでるところに、それが「か」だよって教え込まれたことは忘れられない。えびせんを舌に置いて「た」を出す訓練で吐いた同級生もいた。「ぱ」は、手のひらに乗せた紙吹雪を遠くまで飛ばす。それは結構楽しかったな。

は　あっ、それ！「ぱぴぷぺぽ」の破裂音の発音訓練はなんか楽しかった覚えがある！　ああ、なんかじわじわっと記憶の扉が開く……。ぼくは「さしすせそ」のサ行がとにかくダメだった。厳しい発音訓練で、今はそれなりにきれいな発音で言えてるみたいだけど、全然、自信持って言えないな。いまでもサ行のある発音には抵抗感がすごい。「すみません」って言うより、「ごめん」って無意識に言ってしまうよ。

ま　あるよね、発音が難しくて今でもすごく嫌いな発音って。わたしは「やゆよ」がどうしてもダメだった。わたしの発音はそんなによくならなかった。家に帰れば手話だけでコミュニケーションができたからね。聞こえる親を持った子のほとんどは、家に帰ってもずーっと発音訓練感覚でコミュニケーションしてたみたい。はるみちさんもそうなのかな。そのおかげか、上達がすごく早い子もいた。学年が上がるたびに発音訓練の時間は減っていったけど、小学六年生までやっていたような。

小学校に入る前から通訳してた

は　まなみの家は、おとうさん、おかあさん、弟の家族みんなが聞こえないデフファミリーだよね。ぼくの家は、両親と長女が聴者、ぼくと次女がろう者だった。デフファミリーってどういう感じなの？　すごく漠然とした質問だけど。

ま　漠然すぎるねぇ。わたしには普通の家族だから。うーん。

は　じゃあ……まなみの両親それぞれの実家にお邪魔したことあるけど、祖父母はみんな聴者だったよね。ご両親はどういう環境で手話を覚えていったの？

ま　ろう学校で手話を覚えたって言ってたね。鹿児島と長崎のろう学校。

は　ご両親の幼いころって、ろう学校では手話で話すの禁止されてなかった？【＊1】

ま　授業中だけ禁止。休み時間はＯＫ。寄宿舎に帰ればみんなと手話でおしゃべりしてたから楽しかったって。

は　なるほど。じゃあ、困ったことでよく覚えてることってある？

ま　両親は日本語の「てをには」とか接続詞とか、日本の聴者文化独特の言い回しなどが苦手なんだ。毎日ではないけど、小学校に入る前から、役所から届く書類や、学校からの連絡や、聴者の友人からのファックス……そういうのをわたしが読んで、親にどういう意味なのかを、日本手話で通訳してた。

は　え、そんなちいさいころから？　漢字とか意味とかわかってたの？

ま　当たってるか当たってないかはわからないけれど、あのときは、わからない単語があっても前後の単語の流れや漢字の雰囲気で、想像しながら話してた。同級生のおかあさんにも聞いたり。

は　いや、え、へえ！

ま　小学高等部になるころにはうんざりしてやらなくなったけど。最近になって、あのときのことを聞いてみたら「言葉を覚えさせるために、あえてお願いしたのよ」って言われた。まあ、納得できる節もあるけど……。でも、病院でのやりとりまでも通訳する必要あったのかなあ。うん、医者の書いた筆談内容を日本手話にして母に伝えた記憶がある。

は　ふうぅん……。まなみの第一言語は、日本手話でいいの？　ぼくはもちろん日本語。聴者の文化で育った。高校で出会った手話から、第二言語が手話になった。

ま　そうだね。はるみちさんとは逆で、第一言語は日本手話、第二言語が日本語。ちなみにわたしにとっての日本語は、音声じゃなくて文字での日本語。

は　ふむ。

ま　あのね、うちを出る前までは心のどこかで、両親をばかにしていたの。ろくに読み書きができていないっていうだけで。でも二十四歳で一人暮らしを始めて、はるみちさんと一緒に暮らして、市役所やら引っ越しやらいろいろ手続きがあることを知って。「生活」をするだけでもいろいろやることがあるんだね。そのときに、両親は「生きる力」がとても強いんだと気づいた。幼いころから「わからないことは、すぐ必ずだれかに聞け」と教

＊1　一八八〇年、イタリア・ミラノで開かれたろう教育者会議で「手話法は口話法より劣っている」とされ、世界各国のろう学校は手話を禁止して口話法を取り入れた。日本では一九三三年に政府により口話法が推奨されたが、二〇一一年七月二十九日に、障害者基本法の一部が改正され、その中で手話は言語と明記された。

えられていて、もうその教えだけでいちばん大切なものを受け取っていたんだなと思う。樹さんを迎えてから、ますます両親を尊敬するようになったよ。

日本手話と日本語対応手話

は　石神井ろう学校に入ったばかりのときは、日本語対応手話（日本語の単語ごとに手話を当てはめたもの）で手話を覚えてたけれど、ぼくがいたときの石神井ろう学校には、まなみも含めて日本手話（日本語とは異なる言語体系を有している）で話す人が大勢いたよね【＊2】。日本手話って、たとえ話の内容がわからなくっても、ほれぼれと見入ってしまうような魅力があるなあって思った。

ま　……わたしは逆に、正直、日本語対応手話ってきれいだなあって思う。

は　えっ、そうなの?!

ま　念押しで言っておくけれど、無表情で話す日本語対応手話は、気持ち悪いし、内容もつかめないよ。でも、でもね、絶妙な表情を加えて、きれいに話される日本語対応手話を使う人もいて。そういう日本語対応手話なら、すてきな本を読んでいるときのような感覚になれて気持ちいいよ。

は　おおお！　その感覚、めっちゃくちゃわかる。でも、それ、第一言語を日本語としているぼくからするとちょっと言いづらいことなんだよな。なぜか日本語対応手話を必要以上に貶めて、日本手話は素晴らしいって過剰に持ち上げる風潮があるよね。日本手話がこれまで抑圧されて誤解されてきた歴史を考えると仕方ないのかもしれないけれど、「日本語対応手話で話すの？　あ、聴者なのね？　ウソ、ろう者なの？　見えなーい！」っていうようなこと何度も言われた。話し方だけで「聴か、ろうか」って区別されて、恥ずかしいやらむかつくやら……。でもぼくもそれにつられて、日本手話じゃなきゃダメだ、と思うようになっていたんだけど。……そうかあ、そう思ってもいいんだよね。

ま　日本手話は、表現がちょっと間違っていても、勢いで伝えられる面があるね。眉や視線、口や舌、首の動き、頬、顎の使い方にも意味がちゃんと含まれているのが日本手話という言語だから、そういうものも意味として読み取ることで、言いたいことは伝わる。日本語って「てにをは」をちょっと変えるだけで、意味がすんなり通るようになったり、なんかわからないけれど気持ち悪く感じたり……そういう、ちょっとの違いで変わるのが不思議で楽しいと思ってた。

は　なるほどなあ。ぼくは日本手話を身につけるにつれて、身体のいろんなところにもしっかりとした意味があることを知って、おもしろいなって思った。まだ日本手話がわかっていないとき、日本手話はどストレートな表現ばかりで失礼だなって思うこともあったけれど、実は、表情や身体のいろんなところに含まれている意味をぼくが全然読み取れてなかっただけなんだよね。写真をやるうえで、この気づきは本当に大きい。

ま　わたしは、日本手話も日本語対応手話も好きだよ。相手とかみ合えば、どっちでもいい。今まで抑圧されてきたろう文化がいま表舞台に現れてくるようになったのはうれしいし、それは日本手話を大切にして死にものぐるいで護ってきた人たちのおかげだよね。でも日本語対応手話をすべて否定するのは違うと思う。その人にとってもっとも理解しやすい言語っていろいろあるし……。わたし自身が手話ということばを深く否定された経験がないから、こんな甘いことを言えるのかもしれないけれど。

は　ことばって、人をどうこうしちゃうための武器じゃなくて、気持ちを細やかに交わすためのボールだもんなあ。お互いに気持ちよく投げ合えるボールさえ見つかればいい。

ま　それ！　うまくまとめた！

は&ま　いぇーい（ハイタッチ）。

ま　はあー。ずっともやもやしていた気持ちが初めて言葉になったって感じだなあ。コーヒー飲もう。

補聴器ってくさいよね

は　ありがとう。じゃあ次の質問。まなみのいちばん古

***2**　日本には、大きく分けて二通りの手話がある。多くのろう者にとって第一言語となる「日本手話」は、日本語とは異なる独自の体系を持つ言語である。手や指、腕などの手指動作だけでなく、非手指動作と呼ばれる顔の部位（視線、眉、頬、口、舌、首の傾きや振り、顎の引き出しなど）が重要な文法要素となっている。これに対して「日本語対応手話」は、日本語の文法や語順に手話単語を当てはめたもので、難聴者や中途失聴者など日本語文法が身についている人には覚えやすい。

い記憶って、何？

ま　たぶん二歳の誕生日パーティのときで、ショートケーキに載っているイチゴを見て「イチゴ！」（鼻にすぼめた手の先をあてるしぐさ）って言ったら、おとうさんがうれしそうに「そう、イチゴ！」って言ったのをすごく覚えてる。

は　二歳かぁ。ちょうど今の樹さんと同じくらいだね。ぼくは十六歳くらいから記憶が目覚めてきたから、幼いころの記憶というものの実感がまるでなくて。最近の樹さんを見ていると、すごくいろいろしっかりと見て、どんどん手話で話してくれて。一歳くらいのときに体験したはずの出来事を再現して言ってくるし。たとえ0歳でも、しっかり記憶できるってことはほんとだなって思える。

ま　最近の樹さんすごいよね。思い出話でも、そのときの空間をそっくりそのまま再現して話すし。牛乳を飲んだという話でも、ちゃんとそのときの空間……テーブルがここにあって、コップはここに、というふうにビデオを再現するように話してる。そのときに感じていたこともしっかりと顔面で表してるし。へたな行動できないねえ。

は　まなみのおかあさんが驚いてたよね。樹さん、手話覚えるの早いねって。

ま　そうそう。「まなみも早いほうだと思っていたけれど、樹ちゃんのほうがもっとすごく早い。やっぱり聞こえてると、視覚と聴覚の両方でたくさんの情報を吸収しているからなのかな」って言っていた。

は　まなみが初めてしゃべったのはいつなの？

ま　あいまいなベビーサインじゃなくて、はっきりとした手話を使ったのは一歳半。「おわり」っていう手話。

は　へえー。ぼくの場合は……二歳になっても会話ができないぼくに対して、母のまわりの人が病院の検査を勧めたことで、聞こえないことがわかって。二歳になって初めて補聴器を使って、発音訓練が始まって。それまでは、ダンプカーやショベルカー、消防車、機関車を見ては「バウアー」ばっかり言ってたんだって。補聴器を使うようになってからの一年後、三歳なのかな、高架を走る電車を見て「イーオィァンァ」って言ったのが初めての言葉だったみたい。「黄色い電車」ね。

ま　へえー。黄色い電車。西武線かな？

は　かもねえ。そういえば、そもそも、まなみの聞こえはどういうもの？　ぼくは感音性難聴の100デシベル**【＊3】**。補聴器なしで、ものすごく近くで鳴る車のクラクションがなんとかわかるというくらいかな。

ま　わたしも感音性難聴だけど、デシベルはよくわかんない。聴力はほぼないのは確かだけど。聴力検査では60〜130デシベルを行ったり来たりだった。幼稚部のころは、検査になんの意味があるのかさっぱりわからなくて、ゲーム感覚で聴力訓練を受けていて、勘でボタンを押してたの。だから60デシベルの結果が出たときは「当たった！」って喜んでた。小学生にもなると聴力検査の意味もわかってきて、本当にヘッドホンから音が出たときだけ手元のボタンを押すようになって、だいたい110〜130に落ち着いてきた。音が耳に届いたときは、にぶい鐘を鳴らしたような音がずっと頭の中にあるという状態。音楽室の大きなスピーカに、最大音量で鳴らしてるらしいときに耳を当てて、ほんのちょっと、ぴぴって……、鼓膜が痛痒い感じになる。

は　あー、そりゃあ、全然違うなあ。ぼくだったら、うるささに耐えられなくて耳を離すと思う。

ま　だから補聴器はあんまり意味なくて邪魔くさかった。小さいとき使っていたブラジャーのような補聴器入れも嫌だった。下着をどうして服の上に出すのか理解できなかった。

は　ああ、それ！　ぼくも五歳くらいまで使っていたけれど、なんかずっと恥ずかしかった覚えがある。あああ、記憶の扉が開くなあ……。だからイヤーモールド型の補聴器は、すごくかっこいいものとして見えたなあ。

ま　イヤーモールド型の補聴器をつけると耳は重たいし、耳の汗でくさくなるのは変わらないし。

は　ああー、そう、くさいんだよね。耳垢がついたりして。

ま　かっこいいとかは思わなかったけれど、かっこわるいとも思わない。わたしとはまるきり縁のないもので、こんなものいらないよって感じ。

は　おお……。ぼくもそのとき、そう思えてたらよかったのにな。「かっこいい」っていう思いは「聴者に近づけてうれしい」っていう気持ちが根底にあるものだったからなあ。

＊3　100デシベルの音が聞こえるという意味で、したがってデシベルの値が低いほうが聴力が良いということになる。正常な聴力は、0〜25デシベルとされる。一般的に41デシベル以上になると補聴器が必要なレベルとなる。

ま　だから、学校にはいつも補聴器をつけ忘れて行ってて、毎日怒られてた。両親も学校から何か言われていたけど、ハイハイって言いながら肩をすくめるだけで、補聴器をつけることを強制しなかったのはありがたいなって思う。

まなみ、かっこいいな……

は　まなみは大学、教育学科なんだよね。どうして？

ま　ちいさいときの夢は、学校の先生になることだったのね。

は　えっ、そうなの。初耳。いや、手話の話だから初目か。どうして先生になりたいと思ってたの？

ま　なりたいって思ったきっかけは、手話ができるできないじゃなくて、人間としてコミュニケーションできないろう学校の先生が多すぎてね、わたしがならなきゃなって思ったの。でも、中学から学校に行きにくくなってきて遅刻ばかり。当時、仲が良かった先生からは今までにない遅刻の記録だって笑って言われちゃった。高校は、ほとんど不登校。で、大学三年生のとき、教育実習のためにろう学校に行ってみて、学校内のこまかーい、こまかーい決まりごとがたくさんあるのを知って「あ、わたし、先生っていうか、学校に向いてないんだわ」って直感してやめちゃった。

は　直感ってすごく大事だよねぇ。

ま　はるみちさんはちいさいころ、どんな夢もってたの？

は　それがなかったんだよね、なんにも。でも「夢がない」というと目立っちゃう気がして。周囲の人がよく言う無難な夢をパクってた。「サッカー選手」「野球選手」とか。サッカーも野球も嫌いだったのに。あのころはいつも毎日……今となってはどうでもいいような会話を聴者のように話すことに必死で、大人になって何かをやる人になれるなんてとても想像できなかった。学校にはがんばって行ってたけれど、こころは完全に引きこもっていたな。

ま　はあ……。聞いてるだけで息が詰まる。

は　だから、石神井ろう学校には本当に命を救われたと思ってて。そういえば、ぼくらが初めて会ったのが石神井ろう学校だったね。ぼくが高校三年のとき、まなみが入ってきて。あのころ、まなみ、ずっと来てないなあって学校で噂になってた。

ま　何かはっきりした理由があったわけじゃないんだけ

ど、漠然と、学校に行ってどうするのって思ってて。目標というか、学校の意味が見えなくて、行かなかった。といっても学校に行かないだけで、フリースクールや海外に行ったりしていたよ。

は　でも無事にろう学校を卒業できたわけでしょ。どうして学校に行くようになったの？　三年のうち一年はまるまる来てなくて退学寸前だったでしょ。

ま　同級生たちが好きだったからかな。学校自体が嫌なんじゃなくて、通う意味がわからなかっただけだから。たまに登校して同級生やいろんな人と話すのはとても楽しかった。それで、なんか、いつのまにか「あ、同級生たちと一緒に卒業したい」って思ったんだ。それで、通いはじめたの。先生たちの支え……本当にものすごく支えてもらって、大学にも受かって。

は　すごかったよね。それまではまったく学校に来てなかったのに、いつのまにか毎日来るようになって。毎日、遅くまで残って補講を受けててさ。ほんでトントン拍子に大学まで受かって。卒業式の答辞もまなみで。遅刻魔のまなみが答辞？　って話題になってた。そのスピーチも決まりきったつまらない言葉じゃなくて、とてもよかった。今でも覚えてるもん。ろう学校にいる全生徒三十七人のフルネームをひとりずつ言ったあと「ありがとう」って感謝の言葉で締めくくっていたよね。あれはとても感動した。そのころにはつきあってたんだっけ……うん、つきあってた。誇らしく思ったなあ。

ま　あー、そうなのー。ふーん。ふふふ。

は　ふっふっふ。いや、あらためて聞くと、おもしろい。じゃあ次の質問は、ぐんと時間を進めて……樹さんを産んだとき、どう思った？

ま　んー……「気持ちよかった！　すっきり！　あとは自分でヨロシク！」って感じだったなあ。まだへその緒でつながっている樹さんと目が合ったときには「おまえは自由だ！」って。いくさの後のような気分になってた。お腹にいるときは人間っていう実感はなくて、宇宙人？　っていう思いがあったから、おっぱいをぢゅうぢゅう吸う樹さんを見て「ああ、本当に同じ人間が来たんだなあ」って思った。

は　ははあ。やっぱり何度聞いてもかっこいいな。……ん、これくらいかな。いやはやとてもおもしろかったです。長い質問に答えてくれてありがとうございます。

ま　はい、こちらこそ聞いてくれてありがとうございます。

2016.05

7

電話をかけよう

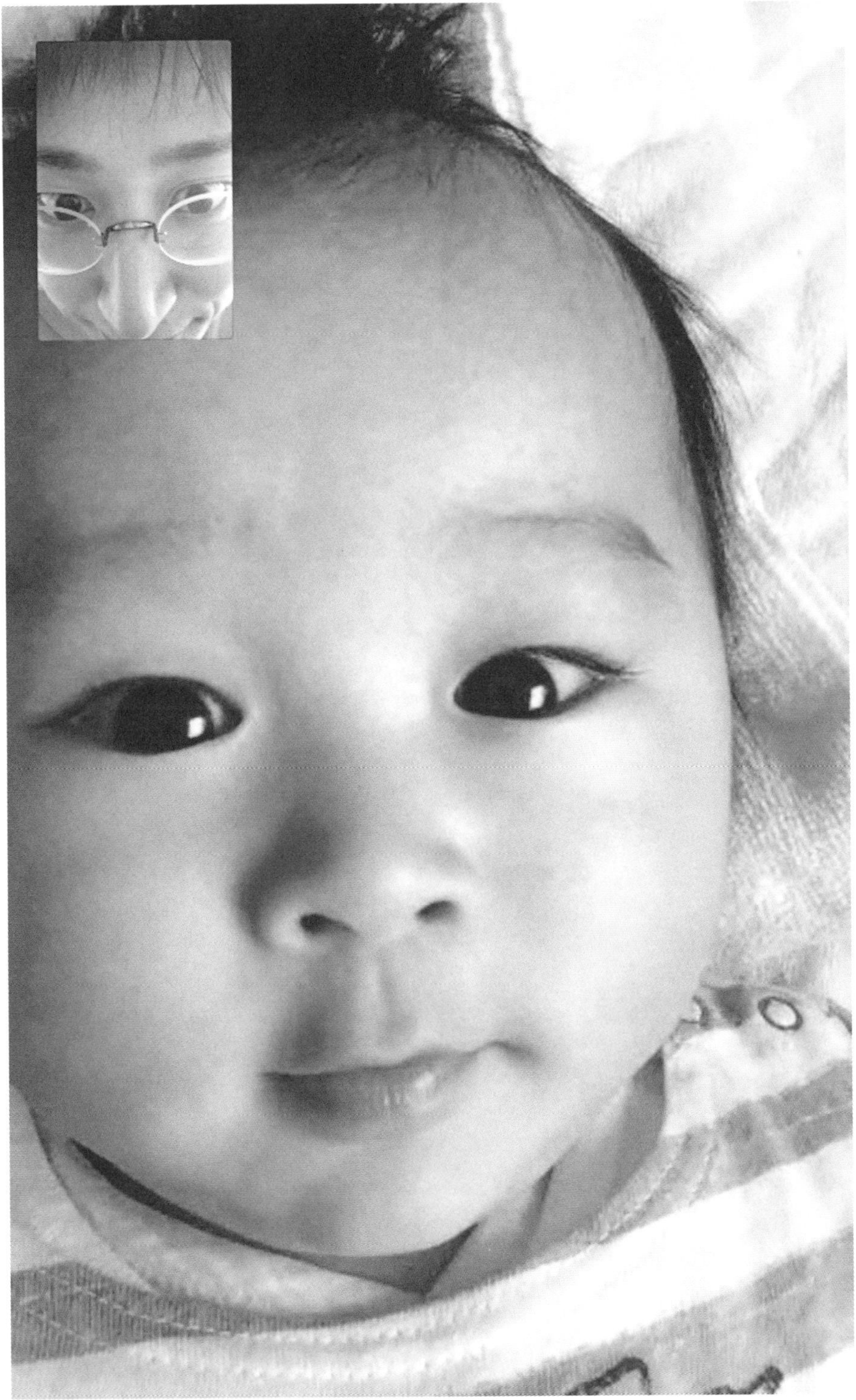

二〇一〇年に手にして以来、iPhoneにはとてつもなく助けられている。思いついたことをメモしたり、カメラ、天気予報、地図、メールやLINE、映画、電子書籍、買い物、電車乗り換えなどはもとより、撮影のために太陽の軌道を調べたり、音声読み上げアプリを使って盲目の友達と話をしたり、筆談トークで手元を映すツールとして使ったり……。

画面にアプリがあふれ返っていると落ち着かないので、ちょっとでも使わないものがあればすぐに消して、二つの画面に収まるように調節するのがささやかな趣味だ。

けれども基本機能として組み込まれているために、消去できないアプリがいくつかある。「株価」「ゲームセンター」「リマインダー」「ミュージック」などのそれらを、「つかわない」という名のフォルダにまとめている。その中で、もっとも縁がないアプリが「電話」だ。

＊　＊　＊

小学生のとき、家にあったのはダイヤル式の黒電話だった。

黒電話の着信音は低い響きなので、意外とよく聞こえた。ぼくにとって低い音は、高い音と比べると比較的わかりやすいことと、受話器に触れると「ジリリリリリリ」という重い響きがとどろくのが心地よかったので、黒電話の着信音は嫌いなものではなかった。

受話器を取って耳に当てると音が聞こえる。受話器を通して聞こえてくる音を形にたとえるなら、四角く、角が立っていて、とげとげしい。しばらく我慢して耳をそばだてると、四角い音は何かのリズムでゴロゴロ、ゴロゴロと響いてくるのがわかる。受話器の向こうにだれかがいて、しゃべっている。それだけはどうにかわかった。でもそこまでだった。

ゴロゴロと響くこの音は何を言っているのか。だれかが何かを話している。それは確かなのに、息づいた声としてわかることができないのがくやしかった。

ほんの身じろぎのようなささやかな動きであっても、情報として読み取りながら会話をこなすことには慣れていたけれど、電話だとそれはもちろんできない。

電話をしているときに見えているものは、黒電話とらせんコード、電話番号が書かれたメモ、きらきらした繊維が目立つ綿壁に留められている電話帳、それ以外は何もない。会話を予測するための手がかりは皆無だった。

でもなぜか母の声だけは、電話でもわかった。たぶん発音訓練のひとつとして、口元を隠しながら音だけ聞いて「どんなことを言っていたか」という聞き取り訓練を繰り返しやってきたことで刷り込まれたからなのだろう。

だから、母からの電話だけはなんとかこなすことができた。その内容は「仕事、終わった。もうすぐ、帰るから」「買い物してから、帰るよ」というような短い会話だったと思う。

母以外の人、たとえば父や妹、祖父母は、どんなにゆっくり話してもらってもわからなかった。むしろゆっくりだと途切れ途切れになってしまって、よけいわかりにくくなる。さらに補聴器と電話の相性のせいか、電話の最中に、何十個もの鍋がいっせいに落ちたような大きな音が不規則に鳴ることがあった。音が鳴るたびに、ぎゅっと心臓が縮むようだった。

家族ですらそうなのだから、他人とはまともに電話をすることはできなかった。しかし、ぼくはそのことを認めたくなかった。音を聞く訓練をあんなにやってきたんだから、聞こえる人のようにできるはずだという自負があった。

＊　＊　＊

小学三年生くらいのときだろうか。それまで緑か赤しかなかった公衆電話のほかに、グレーの公衆電話をあちこちで見かけるようになった。それはデジタル公衆電話で、音量の調整をすることができた。最大音量にすると緑の公衆電話とは比べものにならないほど音がクリアに聞こえた。といっても他人と会話ができるほどのものではない。親しい友達や家族ならなんとか会話はできるんじゃないか、という希望を感じさせるクリアさだった。

友達とよく遊んでいた団地公園の片隅に、グレーの公衆電話が設置された。

夕暮れどき、一緒に遊んでいた同級生にバイバイと手を振りながら、ぼくは電話ボックスに入る。ガラス越しに同級生の驚く顔を見て、内心誇らしく思いながらも、何気ないふりを装って十円玉をチャリンと投入する。デジタル公衆電話の着信音は、やや甲高いものだった。黒電話と比べると、手に響きがほとんど伝わらないのが残念ではあったけれど。

補聴器をつけたまま電話をしようとすると、補聴器と受話器が擦れるコツコツガツガツというノイズも一緒に拾ってしまうので、電話をかけるときはいつも外していた。補聴器のない裸の耳に当てた受話器は、人の耳の形を慮ってつくられたものなんだということが身体的にわかるほど、ぴったり張りついた。ひやりと耳が冷たくなるのもまたうれしかった。

トゥルルルルルル。トゥルルルルルルル。トゥルルルルルルル。

「もしもし」

「はるみちだよ」

「どうしたの？」

「これから帰るよ」

「気をつけて帰ってきてね」

「今日のごはんは何？」

「コロッケだよ。帰りにソース買ってきて」

「わかったー」

「おにいちゃん、テレビでおもしろいのやってるよ」

「ほんと。じゃあ、早く帰る！」


ときには、父が電話に出る。

トゥルルルルル。トゥルルルルル。トゥルルルルルル。

「もしもし。……おう、なんだ」

「今から帰るよ」

「わかった。暗くなってきたから早く帰れよ」

「おなかすいたな」

「夜は、ごはんを食べにいくぞ。焼肉だぞ」

「やったあ！　すぐ帰るよ」


ときには友達の家に電話をかける。

トゥルルルルル。トゥルルルルル。トゥルルルルルル。

「もしもし、はるみちです」

「あら、こんばんは」

「〇〇くん、いますか？」

「はい、いますよ。ちょっと待ってね」

「……○○！　今日はありがとう。あした、約束のゲーム持っていくよ」

「ありがとう。あのゲームおもしろいよねえ」

「ほんとにおもしろいねえ。一緒にやろう。じゃまたあしたね」

「うん、あしたね、ばいばい〜い」

＊　＊　＊

実際には、電話でそんな会話をしたことはない。

ガラス越しに見ている同級生たちに対する見栄としての、電話ができるフリだった。

電話のあとは、ちょっと乱暴に受話器を戻していた。そうするといかにも手慣れているようで格好よい気がした。サングラスをかけて粋がる心境のようなものかもしれない。わざわざ人の見ているところでそんなことをしていたのも、聞こえている人の一員になれたようで心地よかったから。

初めて電話を同級生の前でかけたとき、そのひとりが「電話できるの？　すげえ」と言ったのをよく覚えている。


人通りの多い商店街でもやっていた。

うまい棒めんたい味が買えるので、十円玉一枚を使うのももったいない。なので、そこではお金も入れるフリ。家の電話番号も、十桁の番号の上から六つまでしか覚えていなかったので適当に。でも、いかにも押し慣れているというフリ。のちのちランドセルに自宅の電話番号が記入されていることに気づいてからは、その番号を見て入力するフリ。家の番号をド忘れしてしまったオトボケな人という演出を意識しながら。

電話はつながっていないので、「ツー、ツー、ツー」とずっと鳴っていたはずだった。でもなぜかその音はうまく聞き取れなかったので、電話をかける遊びに集中することができた。

歩行者がチラッとぼくを見たりすると、シメシメと思いながらうれしかった。

会話の内容はまったくの作り話というわけでもない。実生活の中で交わされた、短く、断片的なものでありながらも、元になった会話があった。

その会話の内容が印象的だったというよりも、発音を聞き直されることもなく、ごくふつうに「聞こえる人」のように伝わり合えたというやりとりのなめらかさが重要だった。そんななめらかな会話ができたときには、何でもないことのように澄ました顔をしていたけれど、内心では痺れるくらいの喜びに満ちていた。

数少ない「なめらかな会話」の経験をよすがにしながら、「もっとこういうふうに話せたらいいな」という理想の会話を、電話で再現していた。理想というよりも、妄想そのものだなと思う。

何回、妄想電話をかけただろう。そのやりとりはどんなものだったろう。もはやかすれた記憶しかない。ただ食事に関わるやりとりが多かったように思う。

食事とは、味覚に乗せられたメッセージのやりとりでもあった。匂いもぬくもりも確かにある食事の具体性がありがたかった。同じものを食べて、同じく腹を膨らませていることのメッセージは、言葉を介さずとも「おいしいね」という一点で通じ合える。だからこそ食事にまつわる会話は、実感の持てる確かな記憶として刻まれていたのだろう。

一か月もすると、「電話ができる」ということも、同級生たちにとっては当たり前のことになってきて、驚かれることもなくなってくる（今になって思い返してみれば、本当は電話ができてないことはバレバレだったと思うのだけれど、特に指摘されたことはなかった。それもやさしさだった）。

ちょうどそのころ、黒電話と入れ替わりにファックスがやってきた。絵と文字で伝えることを知ったときの喜びは大きかった。ファックスにはまるにつれて、自然と電話をかける遊びをすることもなくなってきた。

＊　＊　＊

携帯電話でショートメールができるようになったとき、ぼくは高校一年生だった。

当時、電話本体は無料だったので、携帯電話を持つことの敷居は意外と低かった。その代わりに基本料金が高かったり、メール一通が二百文字で三円だったりと割高なのが悩みだった。加えて、メールも百通しか保存できないなど今から見るとスペックはとても低いものだった。

でも、ろう学校に進学したことで交友関係が急に広がった当時のぼくにとって、いつでもどこでも手軽にことばを伝えられるメールとの出会いは衝撃的だった。

メールサービスの進歩は、キャリア各社が競っていて目覚ましいものがあった。半年に一回は新しいサービスを提供していたのではないだろうか。カメラが搭載されて写真を送れるようになったり、絵文字がアニメになったり、メールを千通保存できたりなど。

特に高校三年生のときに発表されたロングメールサービスはうれしかった。八〜十円で千文字ほどを送ることができるというもので、よく文字制限ぎりぎりまで使った長文メールを一日に何通も書いていた。何をそんなに書くことがあったんだろう……。

どんな娯楽よりも、メールのやりとりをすることが楽しかった。

焼肉屋の皿洗いのバイトで得た給料のほとんどを携帯代に充てていた。防水機能のある携帯をお風呂に持ち込んだり、寝る寸前まで見ていて起きたらすぐ携帯をいじったり、新しいサービスや多機能な新型機種が出るたびに雑誌をチェックしては一年に一回は携帯を新しくしたりと、まさしく二十四時間、肌身離さず持つヘビーユーザーだった。

そして、メールが楽しい楽しいと思いながらずっと携帯を片手にして過ごしていたら、目の前に話し相手がいるのに、メールで返事をするというようなことになってしまっていた。ヘビーユーザーどころか廃人だった。

「わたしはここにいるのに、なんでいつも携帯ばっかり見ているの？　ちゃんとわたしを見て」とまっとうに怒ってくれた人がいた。それがまなみだ。まなみのおかげで携帯にどうしようもなく依存している自分に気づいた。

それがきっかけになって、携帯への異常な熱が徐々に冷めていく。今では、ほどほどにメールができればいいやというくらいに、さっぱりしたものになった。iPhoneを初めて手にしたときは、ちょっとだけハマったけれど。

＊　＊　＊

打ち合わせや仕事で外出が長引いたとき、帰宅するときの一報はテレビ電話で伝えることにしている。

樹さんと長時間離れていると、ウルトラマンのカラータイマーならぬ「樹さんタイマー」がチカチカと赤く点滅する。ちょっとさびしくて、いや、けっこうさびしくてヤバイ。樹さんタイマーを元に戻すためには、メールでは足りない。写真でも物足りない。実際に動いている顔

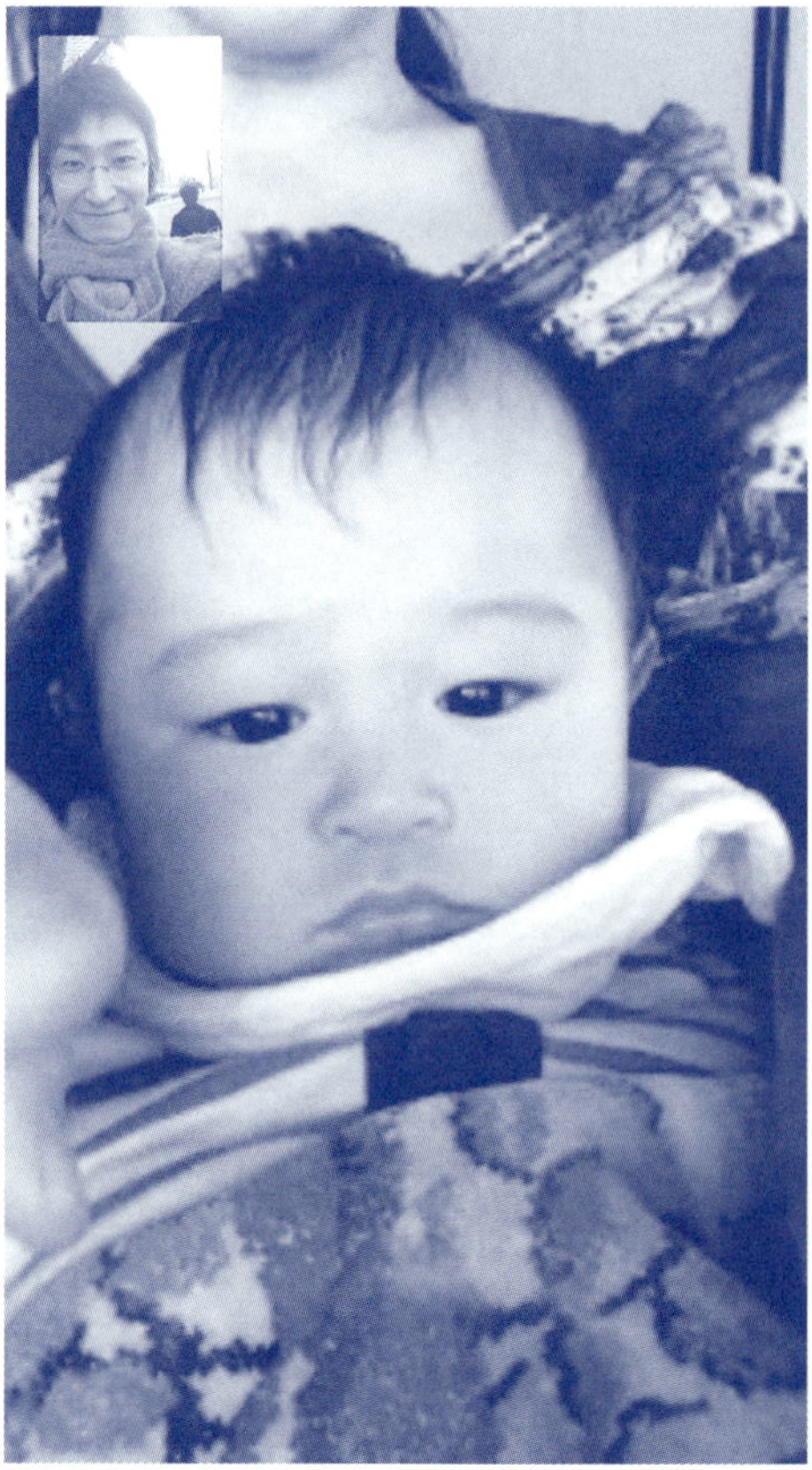
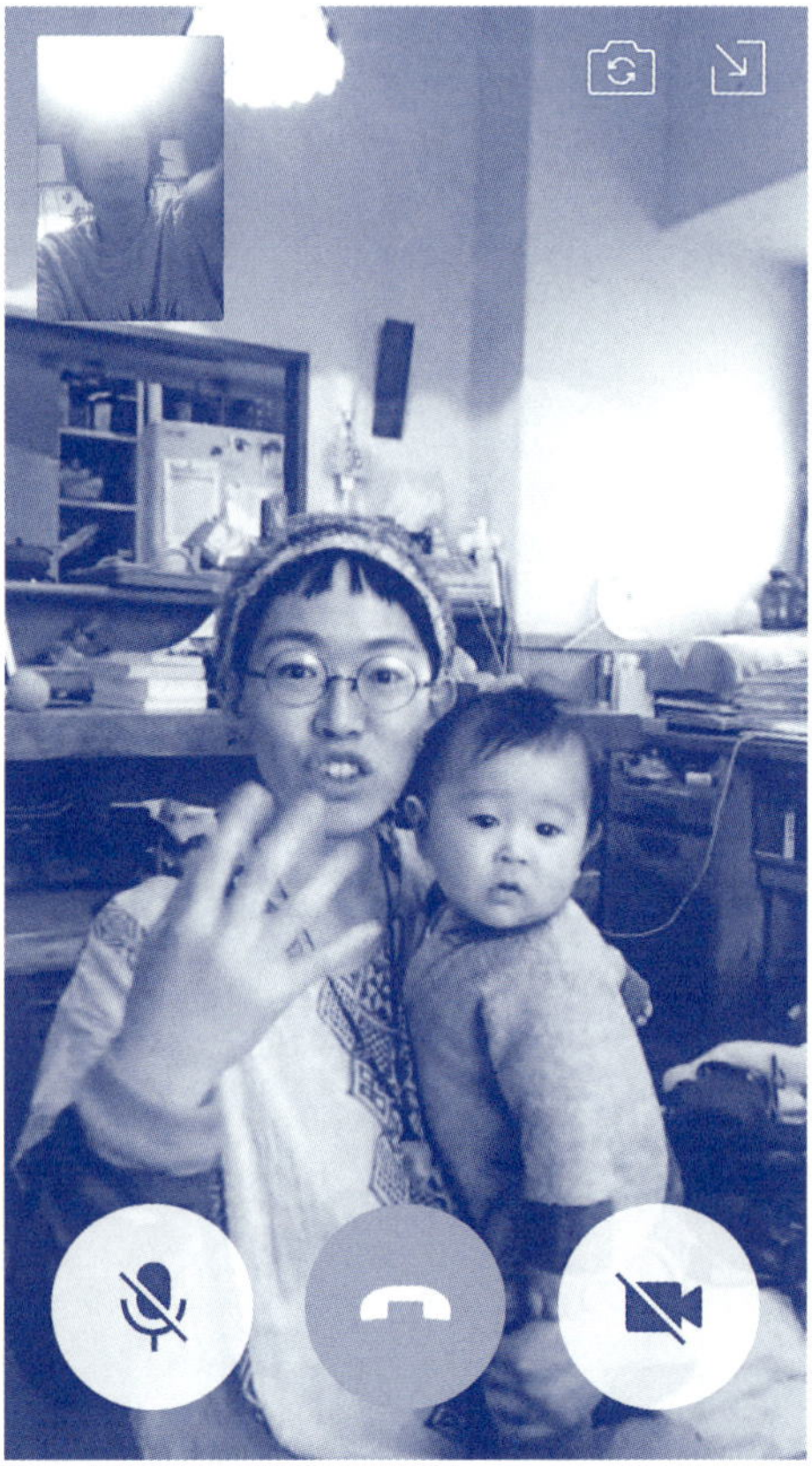

を見たいのだ！

そんなふうに渇望しながら、ぶるぶる震える手でiPhoneを起動し、暗闇に手を差し延べるような思いで（おおげさ！）、まなみに電話をかける。

フロントカメラに写る自分の顔がパッと映し出される。だいたい携帯は下向きに見るものなので、顎がぬんと強調されたアングルの自分の顔が映し出される。ハッとして、ドキッとして、ヤメテッとうろたえながら、鏡を見るように見慣れた自分の顔の角度（だいたい顔の真正面で、やや上の位置）に、携帯を持ってくる。見慣れた自分の顔を見つけて、ちょっとだけひと息をつく。自意識過剰だよなあと思うけれど、この瞬間だけはどうしても慣れない。

トゥルルルルル。トゥルルルルルル。トゥルルルルル。

iPhoneでの着信音が、実際はどんなふうに鳴っているのかはわからない。だから、かつて妄想の電話で何度も聞いてきた着信音が頭の中で鳴り響く。

しばらくして、画面に樹さんの顔が映し出される。そのときの機嫌にもよるけれど、むっつりしているか、ぽかんとした表情が多い。何回か名前を呼びかけるうちに、やがてぼくのことがわかってきたようで、いつもそうするようにぼくの頬に触れようとする。けれどコツンと固いモニターにぶつかることが不思議なようで、目をしばたたかせる。

いくら手を差し出して触ろうとしても触れない。そのことに憤りを感じて身をよじり出す。顔を赤くして泣きそうになることもある。どういうふうにテレビ電話にいるぼくのことを認識しているんだろう。

「こ〜ちょこちょこちょのちょちょちょ！　こ〜ちょこちょこちょのちょちょちょ！」

くすぐりっこをしているときに出している口癖を言えば、樹さんはくすぐったそうに笑い出す。その反応に、声も手のように相手に触れることができるんだという実感が得られてうれしくなる。うれしいあまり、笑わせようと一生懸命になってしまう。

はたから見ると、道ばたで携帯に向かって、ほっぺをぼんぼんに膨らませておたふくになったり、口唇をぎゅうっと鋭く尖らせてひょっとこのようになっているおじさんが、ぶつぶつ素っ頓狂な声を漏らしているという珍妙な光景があったことだろう。

ひととおり、樹さんと語らったあとにまなみと代わって、手話で話す。

「おつかれさま」

「今日も、幸せな仕事だったよ！」

「よかったね！　いぇーい。今日のごはんは、生春巻きだよ。パクチーたくさんあるよ」

「おお、そりゃうれしいなあ。ハイボール買わないと」

「ノンアルコールビールもお願い」

「おっけい」

「家に着くのはどのくらい？」

「あー、一時間後くらいかな」

「わかった。気をつけて帰ってね」

「うん、じゃ、また家で」


べつに特筆することは何もない。ただの日常の一部としての電話だ。

だからぼくは、電話を切ったあと、きれいな沈黙が響いていることに「はあー」と感嘆してしまう。妄想するまでに憧れていた電話が、いつのまにか当たり前のように手元にあって。そのことがいまだに信じられない。

幼いころの妄想電話は、未来のここに向けてかけられていた。

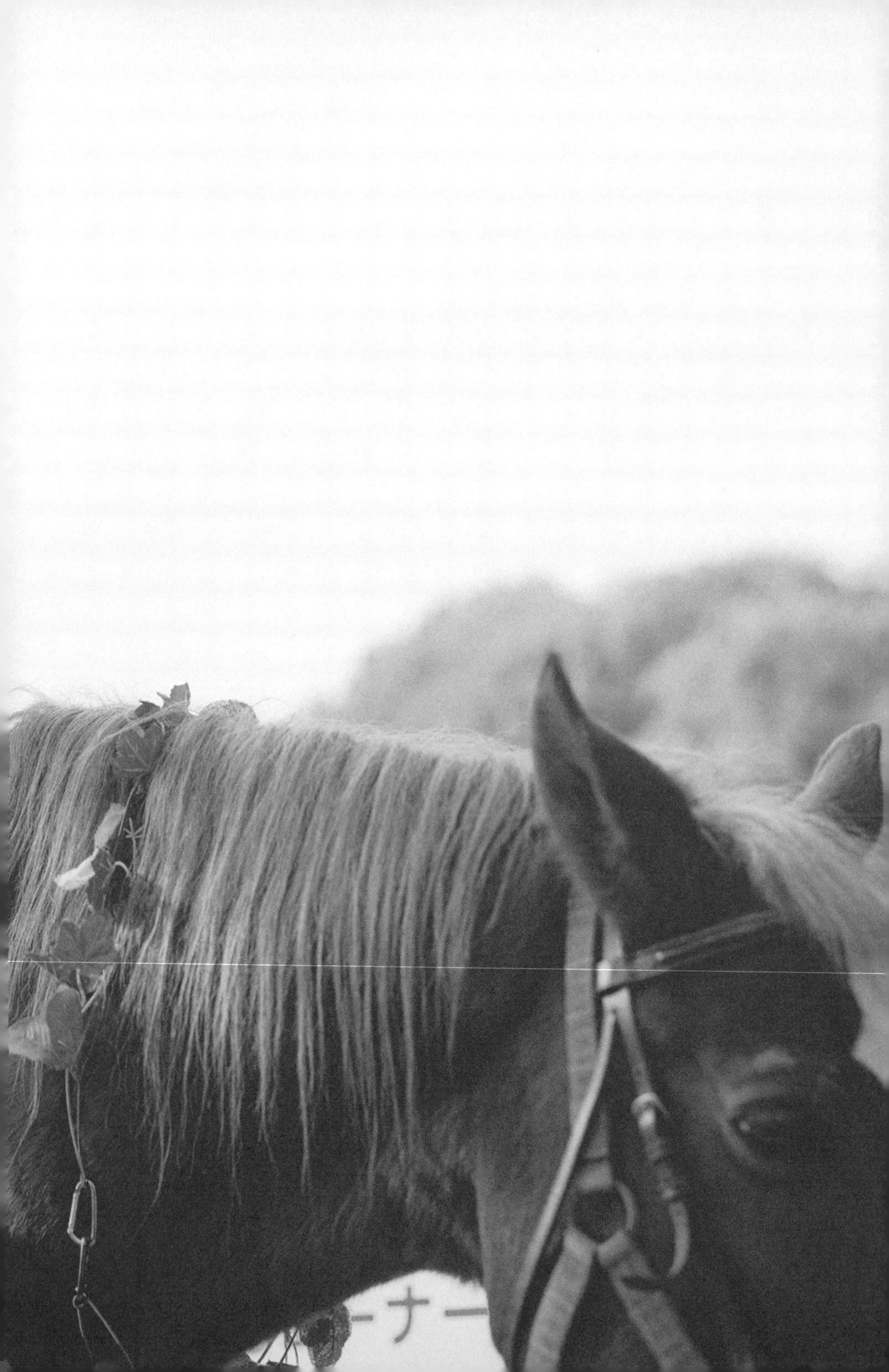
ーナー

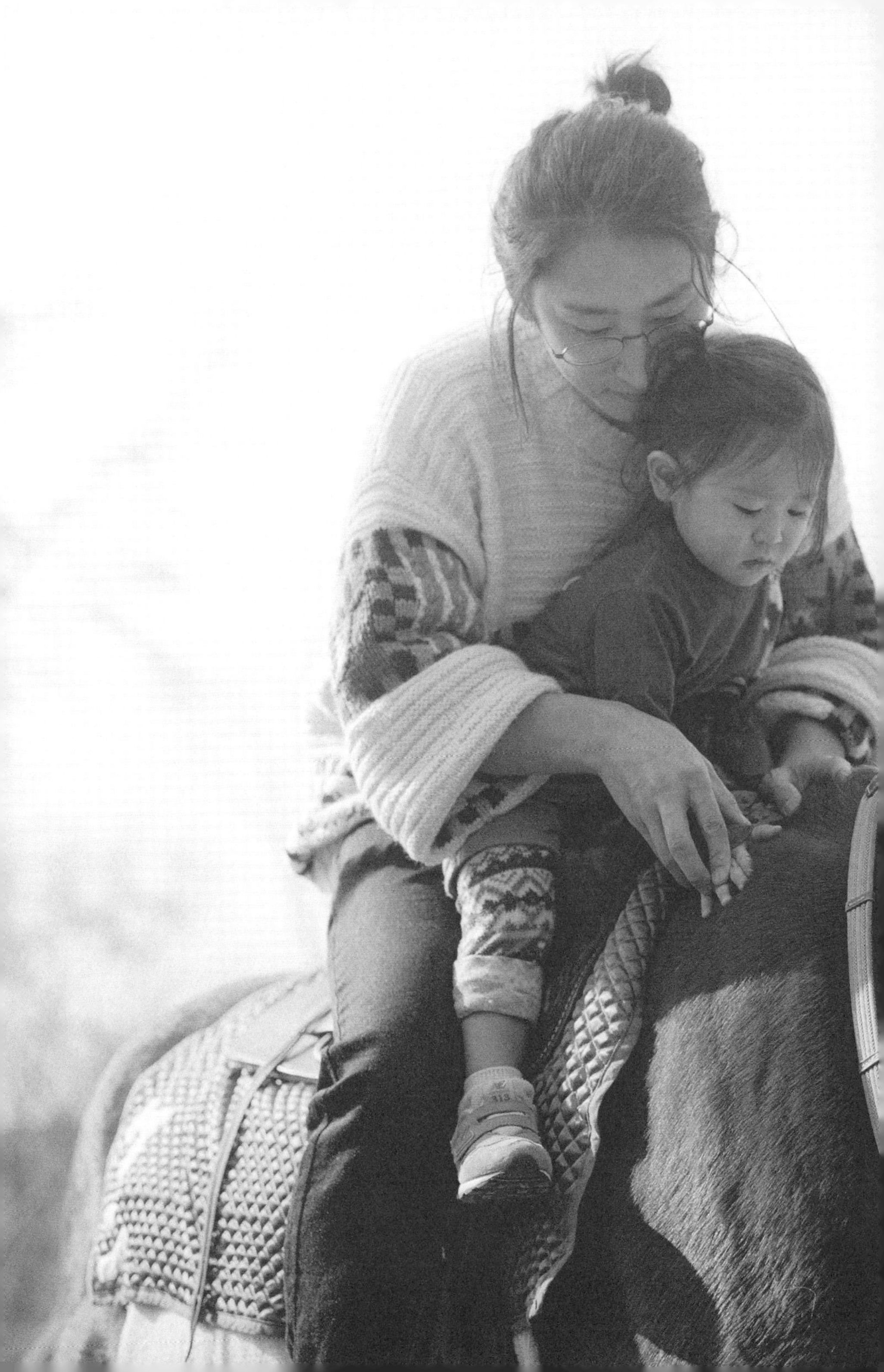

2016.07

世界はことば

8

樹さんが六か月くらいのときに、「おっぱいを欲しがるとき、どうしているんだろう」と気になって、ちょっとした調査をした。

寝室でもある六畳和室に、まなみと樹さんがいる。まなみは洗濯物をたたんだり、くしゃみをしたり、料理をしたり、マンガを読んだり。樹さんは横になったまま、友達からもらったゴム製のキリンの頭をかじったり、振り回したり、お気に入りのタオルを噛み噛みしたりと、ふたりとも日常を過ごしていた。

前のおっぱいから三時間ぐらいが経ち、おなかが空いてくる頃合いを見計らって、ぼくは隣の部屋に引きこもる。ふすまを細く開けた隙間から樹さんの様子をうかがう。まなみには前もって、「もし、樹さんがおなか空いてることに気づいても、ちょっとのあいだだけ気づかないフリしてみて」とお願いしていた。

十分ほどしたころ、突如、樹さんの顔が、くしゃっと悲しそうに歪んだ。眉をひそめて、口をぱくぱくっと開けている。もくろみ通り、おなかが空いたようだ。きょろきょろとあたりを見渡す。そうして、ほぼ真上のところにいたまなみの気配を感じ取ったようで、首をぐいっとねじ曲げた。頭頂部を支点に、からだが弓なりに持ち上がるほどの「ぐいっ」だった。ちょうどそのとき、まなみは後ろ向きで押入れの服の整理をしていた。樹さんは弓なりの姿勢のまま、気づかず動き回るまなみを目で追いかけている。

すごい背筋だなあとふすま越しにひとり感心する。口は真一文字に閉じたままだったので、声を出しているわけではなさそうだった。

数分して、ついにまなみが樹さんのほうを振り向くやいなや、爆発したように足をばたつかせ、手はにぎにぎグーパー、真剣な表情で口をぱくぱく開ける。全身で自分の存在を目立たせて、母親の目を引こうとしていた。

あまりにも一生懸命なその様子に、気づかないフリもできなくなったまなみが樹さんと目を合わせると、より激しく動き回る。片手をグーパーさせて「おっぱい?」と尋ねるまなみに、樹さんは、ぱちぱちと目をしばたたかせたあと、拍手するように両手をふんふんと胸の前で叩き合わせて反応した。

無事におっぱいを飲んで満腹になった樹さんは、そのまま寝た。


後日も、おっぱいを欲しがるときの様子を意識しながら見ていると、やはり目を合わせることでめざましく反応していた。おなかが空きすぎたときは泣いて訴えるけれど、ほとんどの場合、全身を使って動いて、ぼくらの目を引こうとしていた。

やっぱり口はほとんど動いていなかったので、音声で注意を引こうとするそぶりは見られなかった。もし、ぼくらのどちらかが聞こえていたなら、たぶん泣いたり、おなかが空いたとき独自のニュアンスを音声に含めたりして、おっぱいを求めたのかもしれない。

けれども、ぼくらは音が聞こえない。樹さんは生後半年のうちに、まなみとぼくに対して呼びかけるにあたって、音声は効果的でないことを学んでいた。

そばにいる人を見つめるところから始まり、目が合う一瞬を獣のように待ち構えながら、向けられたまなざしがヨソへこぼれていかないように自己主張する。目を、もとい、まなざしを合わせることを重視していることが調査でよくわかった。

なんだか感動した。

自らが置かれている環境がどういうものなのかを経験によって悟り、生き延びるために、よりふさわしい伝え方を学ぼうとする本能が、生命には備わっている。

生後半年でもそのようにして学んでいく。それにしても、いったい何から目を合わせて伝える方法を学んだのだろう。ぼくらが教えたわけでもない。ぼくらがやったことといったら、とにかく何が何でも死なせないということを目的に、いつなんどきも目を離さずに樹さんの身じろぎや表情を見ていたということのみだ。

……あ、これか？　このふるまいが、鏡として、樹さんに表れていた？

このふるまいを「ことば」として、樹さんは見ていた？

そう考えたとき、ぼくらのふるまいは、どんなにささやかなものであれ、それはすべて「ことば」として発せられていることに気づいた。

＊　　＊　　＊

まなみはぼくの妹と一緒にリユースエスニックショップを営んでいる。その仕事の一環として、タイダイワークショップもやっている。布を縛って何種類かの染料をつけることで、さまざまな模様がある「唯一無二のシャツ」をつくるというものだ。一歳からでもオリジナリティのあるシャツがつくれたり、手話で講習ができるということで人気があるようだ。ほうぼうからたくさんの依頼が来ていて忙しそうにしている。

ある日、ワークショップから帰ってきたまなみが、晩ごはんのとき、からあげを頬張りながら、納得いかないような顔で話を始めた。

（ちなみに、ここからの会話を読む注意点として、ぼくとまなみのあいだだけで使い分けている手話の説明をします。「ことば」は、人差し指だけを伸ばし、指先を口もとに当てて、二回、前後に振る。「言葉」は、両手で、親指と人差指だけを伸ばして、「　」（かぎかっこ）をつくる。そうやって使い分けながら、次の会話を手話で交わしていると思ってもらえるとありがたいです）。

まなみ　今日のワークショップをやったところは児童施設だったんだけどモヤモヤすることがあったの。

その日はわたしも含めてスタッフが四人で、参加者のこどもは、五歳くらいの子が十五人かな。ワークショップの流れはスタッフがこどもひとりずつに付き添って、模様をつけるために布を縛ったり、染料をつけたりするのをサポートするのね。

その中に自閉症の子がいたんだって。あとになってそのことを教えてくれた先生が言うには、けっこう重度で。せっかちで落ち着きがなくて、他人とはまったくしゃべらない子みたい。その子が、たまたまわたしのところに来てたらしくて。

基本的に、わたしは教えるときに声は出さない。へたに声を出しちゃうと聞き慣れない発音に警戒する人が多いからさ。染料のボトルを指差したり、好きそうな色のボトルを持ち上げたりして、表情で「どの色がいい？」って感じで伝えたり、手を上げたり下げたりして「もうちょっと染料を出して」「あ、すこしすこし」とか、親指立てて「いいね〜！」とか。そういうことを声出さないで、身振りで伝えているの。

何も問題なかったよ。ふつうにみんないい子だなあと思ってた。だから、どの子が自閉症だったのかわからない。

先生から見ると、その自閉症の子が今まで見たことないくらいスムーズにコミュニケーションができてたんだって。初対面の人に自分から「この色がいい」って取捨選択するとか、そういうことが、その先生にとってはありえないことだったみたい。

「ことばがなくっても、コミュニケーションができてて驚いた……」。わたしたちでも難しいのに。正直、ろう者がスタッフだって聞いて、大丈夫かなあって思ってこっそり見ていたんだけど。感動したわ」っていうことを、わたしに、言　わ　な　い　で！　ほかの聞こえるスタッフに伝えたのね。

ワークショップが終わったあと、そのスタッフから話を聞いてね。スタッフは「先生が褒めていたよ」って。善意で教えてくれたんだろうけれど、全ッ然うれしくない。むしろ「なんで教えるんだろう。知りたくなかったよ」ってすごく思った。今もモヤモヤしてる。なんだろう、このモヤモヤ……。

はるみち　ふーん……。思ったんだけど、その子に限らず、これまで手話がわからない聴者の参加者に対して、どんなふうにレクチャーしてきたの？　相手からの声はわからないんだよね。

まなみ　ろう者のわたしに抵抗あるお客さんは、最初から聴者のスタッフのところに行くからね。そのことは寂しいとか悔しいっていうより、そのほうがお互いに合理的でスッキリする感じ。伝わり合えないのはストレスだもんね。

わたしのところには「手話ってなんだろう」という人……、いや、そもそも、ろう者とか手話に興味があるというよりも、もっと広く「人間を見る人」っていうのかな。そんな人が来てくれる。そういう人は、なぜかわたしの発音もとても聞き取ってくれるのよね。

なんでだろう。不思議。だから意外とやりとりに困ったことはないな。

はるみち そりゃあ、おもしろいなあ！ じゃあ、相手のやりたい柄とか、好きそうな色を提案するときはどうしているの？ ふつうどうするものなのか知らないけど、雑談したりして、好みを推測したり、提案すると思うんだけど。

まなみ 着色済みの色見本がいっぱいあるからそれを直接持ってきたり、指さしだったり、単語で呼びかけたり……。いや、べつにふつうだけどなあ。ほかにはと言うと……ああ、着ている服や髪型とか、あとその人の身振りや、目の動きとかも見て好みっぽいのを提案したりするよ。

はるみち あ、わかる。目線とか、身振り、身だしなみ……。それって、ぼくらにとっては「言葉」よりも大事な「ことば」なんだよね。

手話がわからない人と会って撮るとき、たとえば筆談で書かれた「言葉」だけを頼りにしていると、ただ聞くだけでもえらい時間がかかるわりに、どうでもいいようなことがちょっとわかるだけだし。そんなちょびっとしかわからない「言葉」の内容よりも、筆談の筆跡とか、握手やハグしたときの体温とか、一瞬の表情とか、歩き方とか、好きな食べ物を一緒に食べたりとか、一緒に時間を過ごすことで伝わってくるそういうものを「ことば」として受け止めると、「言葉」だけではわからない相手の何かが伝わってきて、不思議に撮りやすくなるんだよね。

たぶん、まなみの言っていることって、この感じに近いんだと思う。そっかあ、まなみもか！　意味がある「言葉」だけじゃなくて、言葉には表れないものも含めて見ようとしないと、ぼくらの場合、聴者社会では、なかなか実りある情報が自分の中にとどまらなくて……孤独な気持ちになっちゃうんだよね。

まなみ　うんうん。まあ、孤独はおおげさとしても、なんか聴者が盛り上がっているな〜何話しているんだろうな〜でもそんな大したことじゃないだろうから聞くまでもないかな〜って、手持ち無沙汰なときはたくさんあるね。そういうときは、次の準備とか、ほかにやることを探して、株を上げているよ。ふふふ。

はるみち　それもよくわかるなあ……。ふるまいを「ことば」として見ることって、ぼくらからすれば息するように当たり前のことなんだけど、「言葉でしかコミュニケーションできない人」にとっては……っていうか、手話に出会うまで「音声日本語が言葉のすべて」だと思い込んでいた時期のぼくがまさにそうなんだけど……。そんな昔のぼくにとって、まなざしやふるまいも「ことば」だということは未知の言語のように理解できないものだったただろうなあ。

まなみと話しながら、あらためて自閉症のこどもの特徴を調べてみる。

「社会性と対人関係の障害」「コミュニケーションや言葉の発達の遅れ」「行動や興味の偏り」という特徴があることを知る。「自分の感情を明確な言葉にして伝えることが難しい」ということも知った。もしかしたらまなみが接した子も、自分の意志を「言葉」で伝えることが難しいタイプなのかもしれない。

そのことを思いながら、あらためてまなみと自閉症のこどものやりとりに注目してみると、まなみは「言葉」ではなく、「ことば」をもって自閉症の子に接していたということがわかる。まなみが一言も音声を発さずに、身振り（でも、おそらくそれはただの身振りではない。表情やちょっとした空間の揺らぎにも意味を含める手話言語のニュアンスを織り交ぜた身振りであって、メッセージがより明快に読み取れるものであることが予想できる）で語りかけたということは、もしかするとその子にとっては、意味ばかりがぎゅっと詰まった「言葉」よりも受け入れやすいものだったかもしれない。

逆に、その子からの反応を、まなみは「言葉」で聞こうとはしなかった。その子の（想像だけれど）「せっかちで落ち着きがない」動作から、目線やしぐさ、指先の震え、一瞬の表情といったものすべてを無意識に「ことば」として受け止めていたからこそ、初対面なのに先生が驚くほど相互にコミュニケーションができているように見えたのかもしれない。

　意味ある「言葉」として口や手から出るよりもずっと手前の、わずかな表情や、体温といった五感で感じるものとして、「ことば」は表れていた。


　まなみが感じていたモヤモヤとは、先生の感想をスタッフから間接的に聞かされたことに対する違和感なのだろう。もしかしたら慌ただしくて話をする時間がなかったのかもしれないけれど、結果として先生は自分が感じた感動を、まなみ本人に直接伝えなかったのは事実だった。「言葉」が通じなくても、その言葉を支える「ことば」としての感動は、表情や、握手の力強さ、目をしっかりと合わせることで十分に伝えることはできた。そうやって伝える「ことば」は、ろう者にとっては、「言葉」よりもはるかに沁み渡るものとして聴こえることもある。

「ああ、そうかもしれない。何でもいいから、先生自身からまっすぐにわたしを見たうえで伝えてくれたら、もし何を言っているか全然わからなくても、うれしかったと思う。何を言っているかは、あまり大事じゃないよね。感動は目を見ればすぐに伝えられるのに」

　たとえ善意の言葉でも、それを本人に伝えることなくスタッフに言って終わるということは、そしてスタッフが中途半端に「言葉」だけ伝えてしまったことは、「わたしもここにいたのに、何もわからない」という情報格差を見せつけられるということであり、まなみを、いや、ろう者を孤独に追いやる残酷な行為でもあった。

＊　＊　＊

樹さんを迎えてから半年ほど、ぼくから樹さんへ話しかける方法が安定していなかった。「言葉を覚えるためには、音声もあったほうがいいのかな」と思いながら、声と一緒に手話で話しかけたり。でも反応が乏しかったりすると、「やっぱり、ぼく自身が使い慣れている手話で話すほうがいい！」と思い直して、声を使わずに手話で話しかけたりと、迷いっぱなしだった。

長いこと「言葉」に挫折してきた経験が、慎重に話さないといけないという思いにつながっていたのだろう。まなみは、しどろもどろに樹さんに話しかけるぼくを見て「考えすぎだよ。自分の言いやすいやり方でいいのに」と呆れていたけれど。

そんな迷いをとっぱらってくれたのが、「ぼくらがまず聴いているものは、『言葉』ではなく『ことば』だ」という気づきだった。それからというもの、手話か音声かという「言葉」でためらうのではなく、感情とからだが直結した「ことば」でもって接することをまず考えるようになった。

「ことば」という気づきによって、ハムハムについての考えも大きく変わった。

口にしてはいけないようなもの——たとえばコード、土や木の葉、使用済みのおむつ、ペン、尖っているもの——そんなものを樹さんがハムハムと食《は》んでいるとする。これまではそうしているところを見つけたら、問答無用で「だめだよ！」とか「こらっ」と声をあげて、びくっとしている樹さんの口から物をはぎ取るようにしていた。

口から物を取り上げたあとの樹さんは、意味がわからないというふうにきょとんとした表情でぼくを見ていた。その目には実は心当たりがあった。けれども万が一、誤飲して喉をつまらせたり、変な菌が入って病気になったりしてはいけない。だからそうするべきだと思い込もうとしていた。

でも、「ことば」で聴いているということを知ったうえで、ハムハムの行為を考えてみると、視力も聴覚も未発達の赤んぼにとって、世界を認識するために必要な感覚が触感だとわかる。触れてかじって舐めて味わってハムハムすることは、ぼくらが目や耳を使って情報を得ることと何も違わなかった。

ハムハムは「ことば」を口で知るための行いだった。そのように視点を転換してみると、ハムハムの行いすべてに怒ることの傲慢さに気づいた。知らないものを「なんだろう」と好奇心のままに知ろうとしているだけなのに、そのつど怒っては取り上げられたら、どんな気持ちになるだろう。きっと自分の感覚を否定されたように感じるだろう。

それは、ぼくにはわかりようのない音声を聴者並みに聞くことや、聴者並みに発音できるようになるための訓練をしていたときに感じていた戸惑いでもあった。そこに思いが至ってしまうと、もう怒れなかった。

反省も含め、ハムハムを禁止する代わりに、まずぼくも一緒にハムハムすることにした。それまでは「ダメ!」と言って取り上げていたのを「くださいな」と言って、一緒にハムハムする。すると樹さんはそんなぼくを、同類を見るような目で見てきた。

ポリエステルの袋は、ばさばさしていて油くささがじわっと口の中に広がる。あまりよいハムハム心地ではない。顔をしわくちゃにして「うべぇ〜」と吐き出すような表情をする。コードは、ものにもよるけれど、全体的に意外とハムハム心地がよい。その意外性に眉をひそめて感心しながらうなずいて、「ふん、これはなかなかのものですな」と、エセ美食家のような表情をする。でもやっぱり感電の可能性があるからダメ。

樹さんはよくまなみのエスニックパンツの紐をハムハムしていた。噛むたびに口の中になじんできて、スルメのようにいつまでも噛んでいたくなる。ときどき、まなみの匂いもふわっと漂ってきて「あ、なるほど。まあ。なんと。ああ、これはいいものだなあ。これはもう全然おっけー。はい、どうぞ」と、目をぱちぱちしながらにこやかに返す。

使用済みのおむつ。これがなかなか不思議だった。ハムハム心地はかさかさしていてイマイチだけれど、まだ母乳しか飲んでいないからなのか、おしっこ済みのおむつからは、どこか大海原を思わせる匂いがぶわっと漂ってきた。うんちしているおむつも、ヨーグルトのような発酵物の匂い。嫌な匂いではない。

「なんだかこれはとってもなつかしい。なるほど。もしかしてきみは、この匂いをかいで、なつかしんでいたのかしら。たしか羊水っておしっこでできているんだったな。うーむ、深い。深いぞ。でも、ハムハム心地はよくないのでやめておこうね」

土もまたしかり。まずぼくが口に含んでハムハムする。じゃりじゃりするばかりで、どえらくまずい。わざわざ表情をつくる必要もなく、おのずと、まず〜い表情が浮かぶ。それを見ながら樹さんも、眉間にしわを寄せて「んべぇ〜」とした。だよね。まッずいよね！　共感しあう。一度、ごく少量の土をハムハムしたあとは、もう二度と土を食べようとはしなかった。

そんなふうにしてぼくもハムハムしながら、噛んで良いものと悪いものについての情報を、表情に乗せて伝えていく。しばらくそうして教えていたら、ただ物を取り上げているときにはなかった表情を見せるようになった。

ぼくがハムハムをすると、「きひひっ」というように、同じ秘密を共有したような、いたずらっぽい表情をする。この表情を見ることができただけでも、ハムハムの甲斐があった。

それが功を奏したのかはわからないし、単に成長しただけなのだろうけれど、やがて噛んで

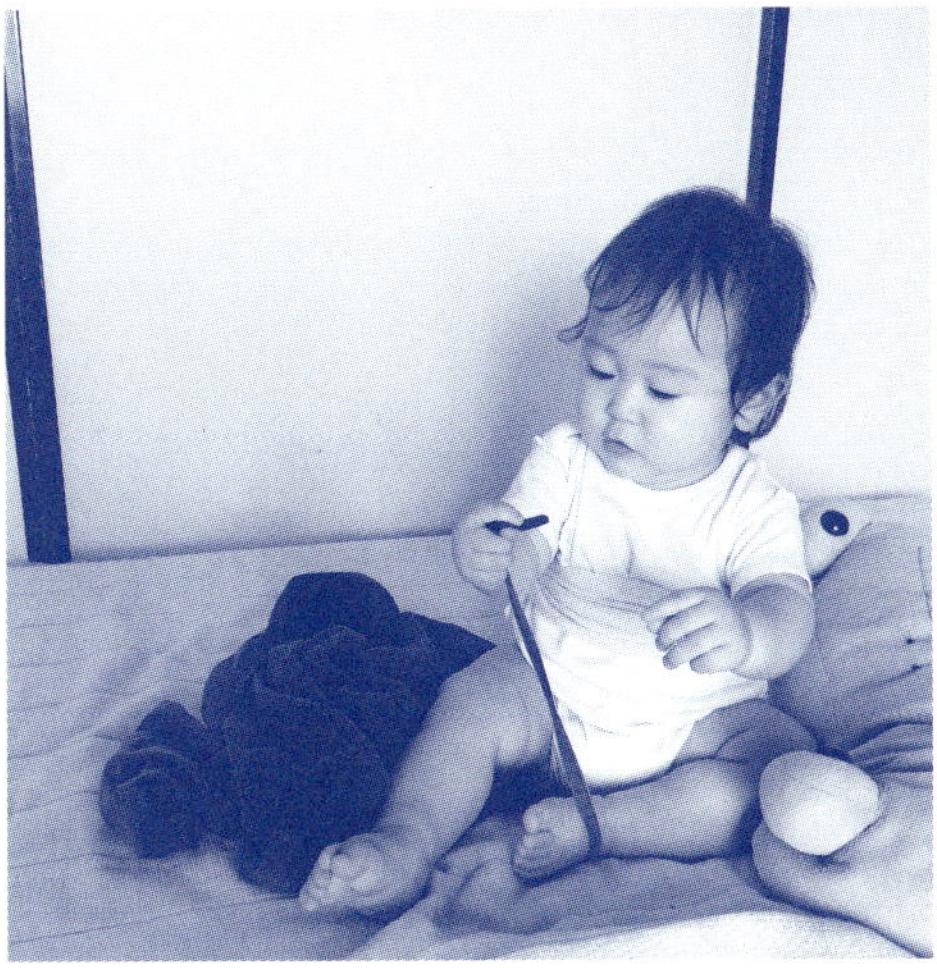
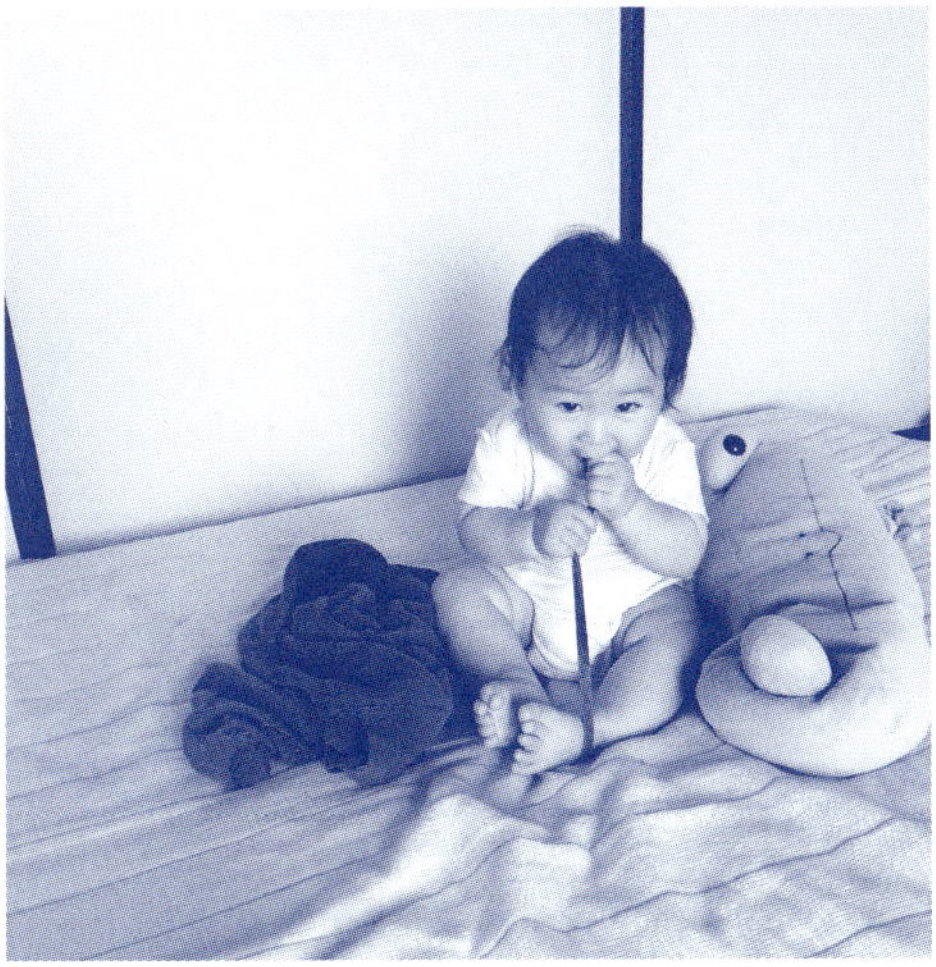
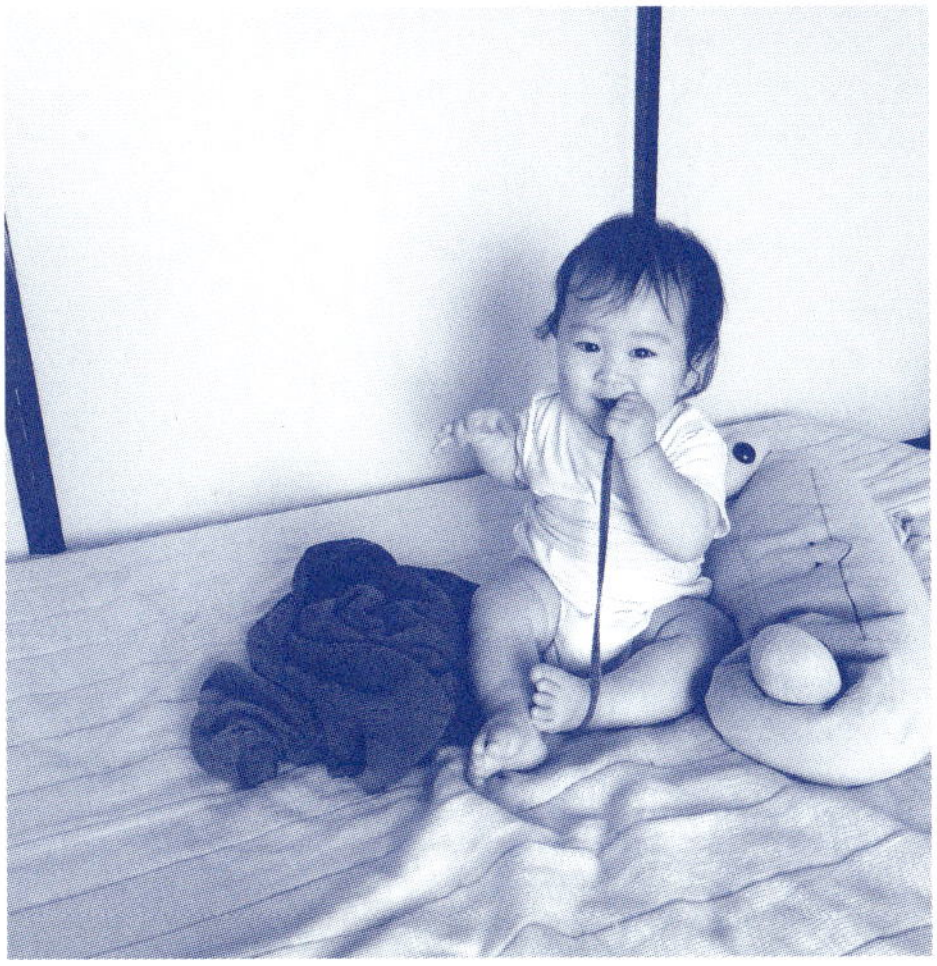

はいけないものとそうでないものをしっかり分けるようになった。このやり方をだれかにお薦めしたいとは全然思わないけれど、「言葉」で教え諭《さと》そうとするよりも、「ことば」を意識しながらからだ全身で感じては伝えようとすることは、ぼくにとって生理的にとてもなじむ教え方だった。

世界は「ことば」でできている。「ことば」の海から生まれるものが「言葉」だった。そのことをハムハムする樹さんから教わった。

9

隣接する平行線

2017.09

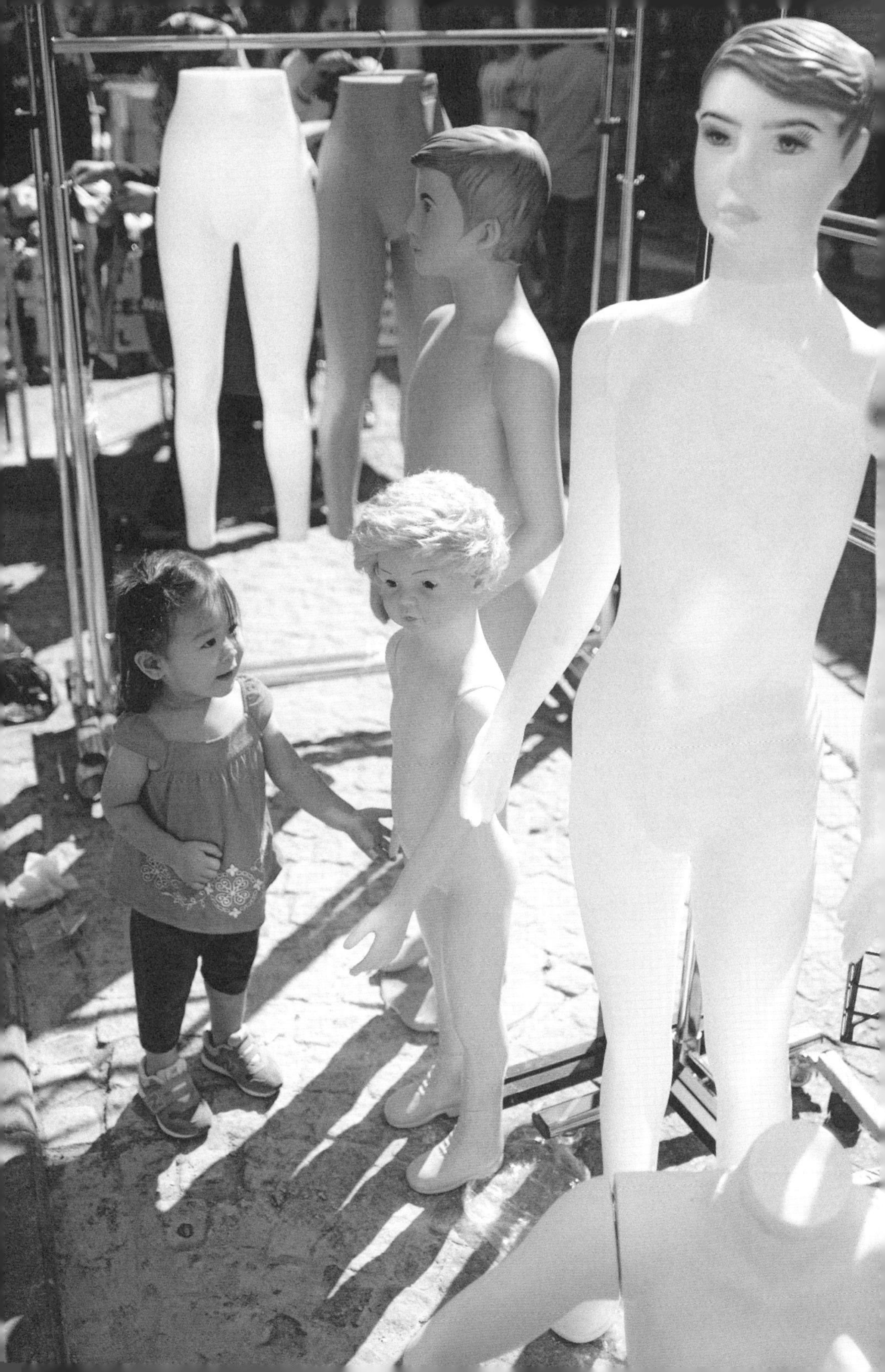

二

〇一七年の九月いっぱい、トルコを訪れていた。樹さんは一歳十一か月で、初めての長期海外滞在になる。どうなるかといろいろ心配していたものの、トルコの人々の温かさにものすごく(本当に、掛け値なしに、ものすごく。初めての子連れ旅がトルコでよかったとこころから思う)助けられて、元気に過ごすことができた。

でもトルコにいるあいだ、帰国するときのフライトのことが、喉にささった小骨のようにずっと気がかりなままでもあった。というのも、成田からトルコまで実に十二時間のフライトで、しかも深夜発。iPadに樹さんの好きそうな動画をつめこんだり、『はらぺこあおむし』のマグネット絵本を買ったりといろいろ準備はしたものの、行きのフライトはさんざんだったのだ。

フライトぎりぎりまで遊んで疲れさせて、ちょうど離陸するときに眠ってホッとしたのも束の間。二時間もしないうちに、身をよじらせて泣きはじめる。ずっと縦抱っこしている状態なので横になりたいのだろう。そりゃそうだよなあ。まなみとぼくの膝で横にさせたり、あやしたりするが、全然泣きやまない。まわりは真っ暗でみんな寝ている。

いちばん前の座席だったので、避難して落ち着けるスペースもない。立ったままあやしていると、ついにクレームが来たようで、トルコ人のキャビンアテンダントが申し訳なさそうに「後ろのほうで、あやしてはいかがでしょうか」というようなことを身振りで伝えてきた。

結局そのフライトでは、飛行機の最後尾に下がってあやして、落ち着いたら長ーい狭ーい通路を、寝てる人の頭や足にぶつからないようによちよち歩いて席に戻って座る。ふうーっ、と一息つく間もなく、すぐ泣き出す。なのでまた最後尾に下がってあやして……をずっと繰り返していた。

ちょっと、いや、かなり大変だった。

トルコの生活で不満はまったくなかったので、なおさら最後のフライトで旅の印象が悪くなっちゃうのは嫌だなあと思っていたので、それならいっそのことずっと起きてあやそうと決めていた。まなみはどんなところでも眠れるタフな人で、ぼくは飛行機ではあんまり眠れない、という違いがあるのでちょうどよくもあった。

＊　＊　＊

アタテュルク空港で、フライト直前まで遊び倒して、いざ出陣。

滑走路に向かう飛行機の響きが、カタンカタンと心地よかったのだろう。樹さんはあっという間に寝た。まなみもあっという間に寝た。ふたりとも、ぽこんと口を開けて寝ている。このふたりは寝相がとても似ている。口をそっと閉じるのも、ぼくの日課。

離陸してベルトを外してもいいというサインが出るまではなんとか寝てくれたものの、やはり間もなくして樹さんが泣きはじめた。「ふっふっふー、よしきた！」とばかりに樹さんを抱っこひもで抱いて、電子書籍のマンガをつめこんだｉＰａｄを持って最後尾に向かう。

トルコ人はこどもに対して優しい。「優しい」というよりも、「こども」とひとくくりにしないで、一個の意志を持った人間として接してくれるというほうが近いだろうか。それにしたって、男女問わず、年齢問わず（ほんとに！　四歳くらいの子でも、親しみの込められた、でも節度のあるふるまいで接してくれていた）、涙が出るくらいに、みんながみんな、そうだった。

トルコ人のキャビンアテンダントさんが樹さんのことをとても気にかけてくれていて、専用の椅子に座らせてくれたり、こまめに飲み物をくれたりして、痒いところに手が届くような気配りを常に払ってくれていた。ありがたかった。忙しそうにしながらも、ときどき寝ている樹さんの顔をのぞき込んで、ほっぺたをつんつんしてニッコリくっきり笑っていく。

ニッコリくっきり、なんだよね。日本で見かける、ソッとおしとやかなほほえみ、ではなくて、破顔のニッコリ（ニッコリニッコリ書いていると、マッコリ呑みたくなるなあ）。表情にも意味が込められている日本手話を言語とするぼくとしては、無鉄砲なほどに明るいこの破顔は気持ちよく伝わってきた。

そんなこんなで、飛行機の最後尾で寝ている樹さんを抱っこしながら、マンガを読んでいた。（『スピリットサークル』『宇宙兄弟』『それでも町は廻っている』にとても助けられた。日本のマンガ文化は本当にすばらしい）。ときおりむずがるものの、秘技である「ゆらゆらのおりょおりょのあらよっと」をすれば、すぐに眠ってくれる。行きのときよりもはるかに楽だった。

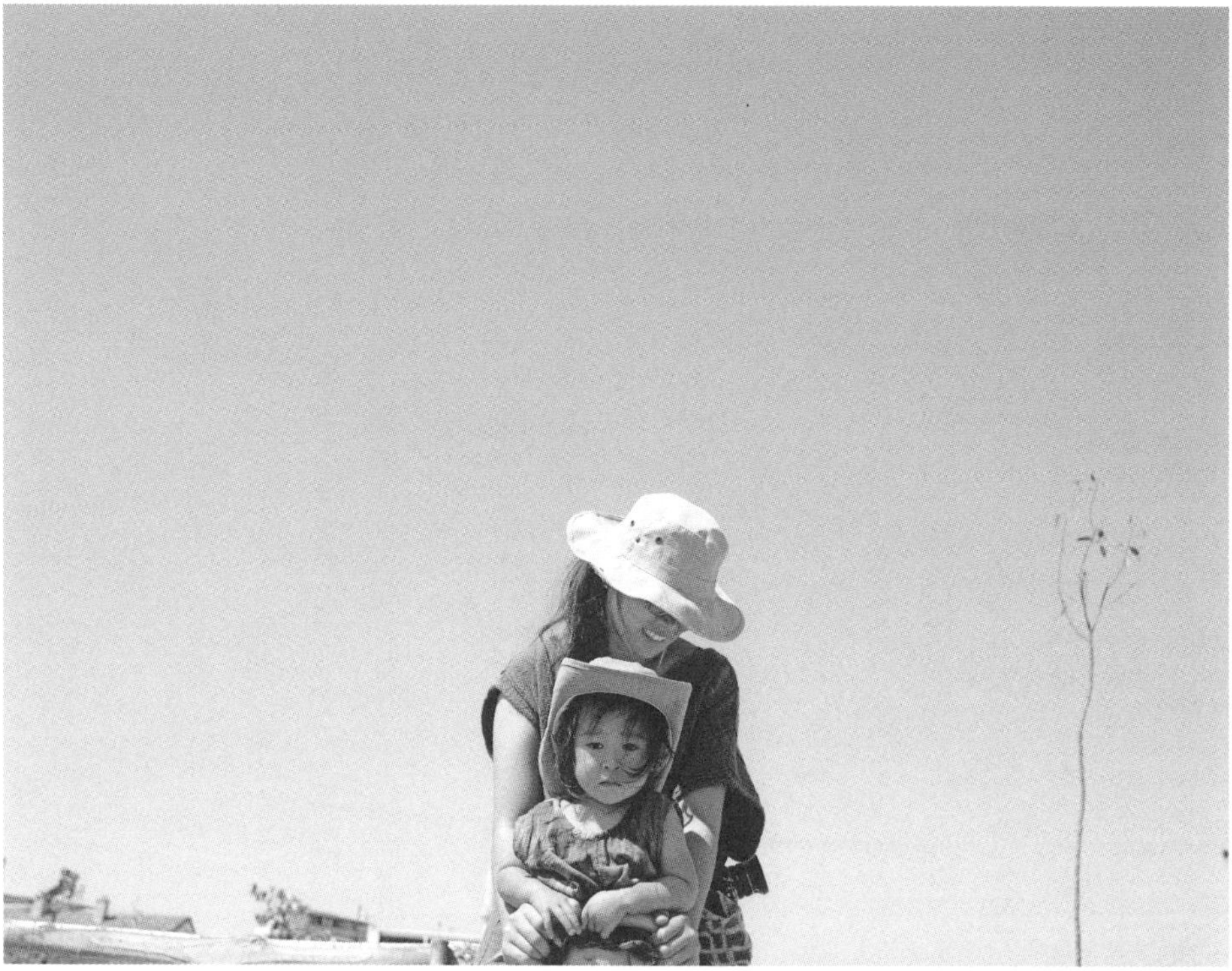

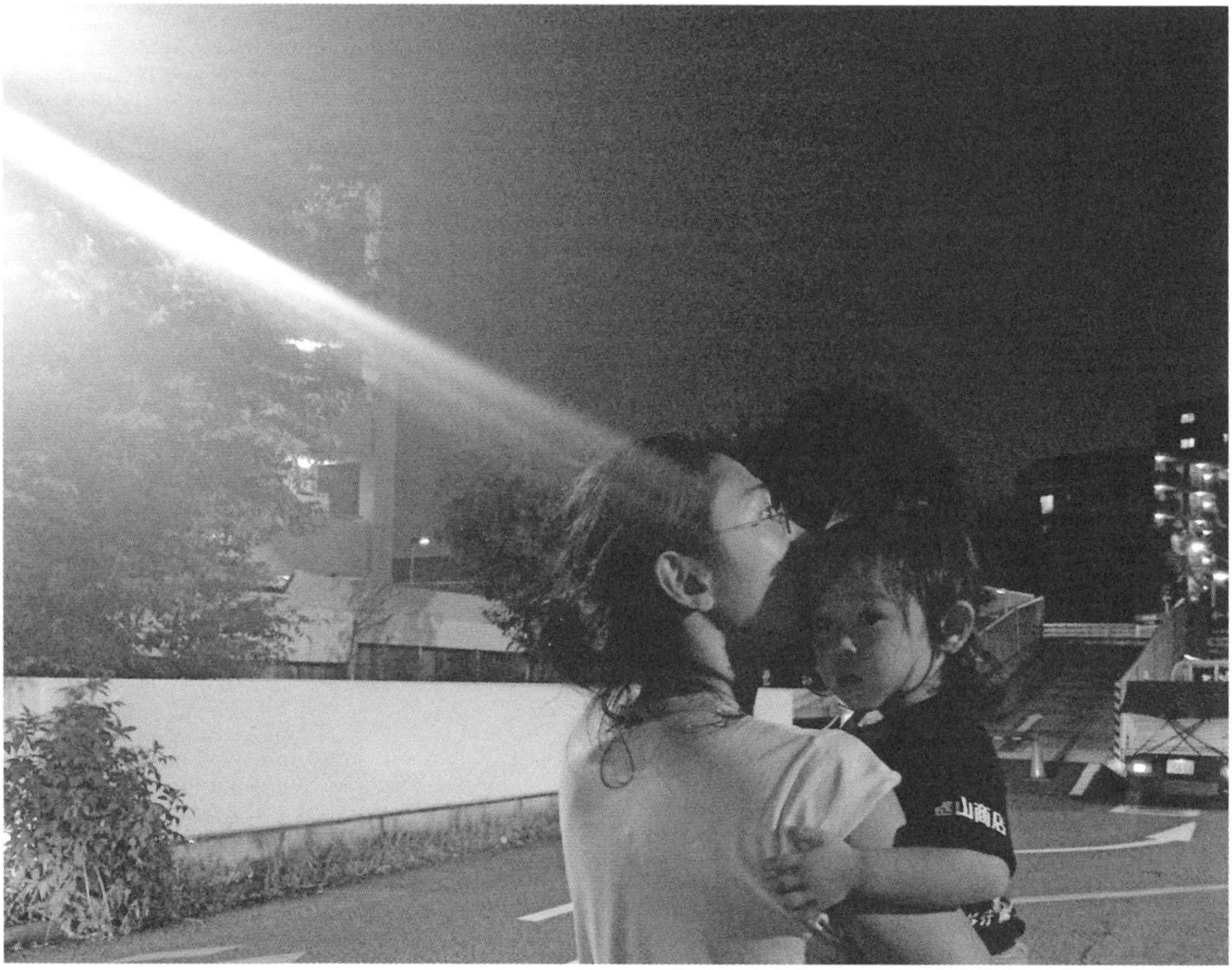

身もこころも。

次に長いフライトの飛行機に乗るときは、絶対に最後尾の通路側の席を取るぞと決意したり。ペプシコーラを飲んで、「なんで外国で飲むコーラはおいしいんだろう。日本では絶対飲まないのになあ」と自問したり。マンガを読むあいまに、そんなことをぼんやり思っていた。


六時間ぐらい経って、マンガにも飽きてきたころだった。ぼーっとしながら立っていたら、胸の中で、何かが震えた。見ると、眠ったままの樹さんが「クスクスクス」とちいさな笑みを浮かべていたかと思うと、やがて歯をむき出しにして「アハハハハッ」と大きく笑った。

あれっ起きたの？　と思ったけれど、すぐにスースー寝息をたてる。

「ああ、夢を見ているんだ」と思った。

密着しているので、笑いの響きがよく伝わってきた。

そういえば、寝ながら笑うところを見たことがなかったと気づく。……いや、そんなことはない。見たことは何度もあった。けれどもよく思い出してみれば、それは隣の部屋で仕事をしていて、寝ている樹さんを遠巻きに見るというものが多かった。「ああ、なんか……笑ってる？　……ね？　ほほほ。かわいらし」と実感もないまま、ぼんやり思うだけだった。

密着して伝わる笑いは、実感もないままぼんやり見ているときはまったく違っていた。とてもリアルな響きだった。樹さんという生命の輝きを、なまめかしく膨らませるものだった。ぼくにとってリアルを感じさせるのは、音じゃない。たぶん視覚でもない。触覚と、体温と、響きなんだということが、つくづくわかった。

どぼどぼ、どぼどぼ。何かがあふれて。

うれしみに染まった何かが、どぼどぼ、あふれていて。

ぼくらの笑いの鉄板として、まなみの「ケンケン風に笑う」というネタがある。

ケンケンとは『チキチキマシン猛レース』に出てくるキャラクターで、オーナーの悪だくみが失敗して黒こげになってボーゼンとしているところを見ながら笑うあの犬である。目をぎゅっとつむり、込み上がってくる気持ちを口元で押しとどめるようにぎゅーっと手でおさえながら、歯をちょっと見せて、肩をふるわせて、シシシシシッ！

まなみはケンケンのモノマネが異常なくらいにうまい。ケンケンがいる〜と素直にそう思えるほど。初めて見たのは、ろう学校時代につきあいはじめたころだろうか。ぼくの笑いのツボをみごとに押さえていて、それを見るたびにゲボが出そうなほどンハハハと笑ってしまう。

ケンケン風の笑いを何度もやっていたら、樹さんが真似するようになった。かわいい手で口元をおさえて、シシシシッ。それを見て、またぼくらはンハハハと笑う。そうやって笑ってもらえるのがうれしいらしく、このころの樹さんは笑うとき必ずケンケン風だった。

どぼどぼこぼれるピッカピカな思いに浸りながら、樹さんの笑いに共振するように（まなみにはとうてい及ばないのだけれど）、ぼくもケンケン風に笑ってみた。

「シシシシシッ！」

すると、ウトウトしていた樹さんも、

「シシシシシッ！」

同じように笑った。手を口に当てようとしたらしく、おぼろに手が持ち上がっていた。笑いの響きが、心臓の鼓動が、隣り合う胸の皮膚を通して伝わってくる。それは清潔な風を思い出すような気持ちいい響きだった。

そして樹さんは、溶けるように深く眠った。朝になるまで身じろぎもしなかった。

＊　＊　＊

帰国する直前は、イズニック湖のほとりにあるペンションに数日のあいだ連泊していた。

その二泊目の深夜のことだった。

バンバンと叩かれて起きる。

まなみだった。

からだを叩かれて起きるのはいつものことなのだけれど、そのときは爪が食い込むような力強さで叩かれた。ただならぬ気配を感じたのでバッと起きる。けれども真っ暗で何も見えない。メガネもないまま、まなみと顔をくっつけんばかりに近づいて「どうしたの」と指を左右に振りながら尋ねる。

「樹さんがいない」と、まなみが言う。

あわててベッド一面を手探るも、樹さんが見当たらない。もといい、手当たらない。ゾッとして一気に目が覚める。照明のスイッチをつけようとしてベッドを下りたとき、ぶにゅっと足のつま先にやわらかいものが突き当たった。

あああああああああ。

声がどうしようもなく漏れているのを自分で感じながら、そのやわらかいものを抱き上げる。暗いままなので樹さんの様子はわからない。ただ激しく泣いている震えが、身もだえしてのけぞろうとするからだの動きが、響いた。

さいわい、特に怪我をしたところもないようで、ちょっとあやすとすぐに泣きやんで眠り出した。よかった、と安心するとともに、とことん嫌な気持ちに陥る。

自分の家ではふとんで寝ているので、そもそも「寝ているあいだに落ちる」という考えがまるでなかった。トルコのイスタンブールに着いて、初めてのホテルの部屋に入ったとき「あ、そうか、寝るところはベッドなのか」と驚いたくらいだった。

それから旅のあいだは、宿を変えるたびに落っこちないようにベッドを壁際に寄せたり、シングルをくっつけてダブルベッドにしたり、どうしようもないところでは床で寝たりと、落ちることへの配慮を最大限してきたつもりだったので、大丈夫だろうという油断もあった。

真っ暗な部屋の中で、ぼくとまなみはぐうすかのんきに寝ている。

すぐ傍らで、泣いている子がいた。

真っ赤な顔で、大声で、大粒の涙をぼろぼろこぼして、ひとりぼっちで。

――追憶しながら、その図を俯瞰するたびに、「聞こえない」ということの冷たい事実を、あらためて、胸が悪くなるほどに突きつけられるようだった。

いつか聞いた話を思い出していた。

自宅介護している親の、ナースコールのようなお知らせランプがたまたま接触不良を起こしていて点滅しなかったために、緊急事態にある親をしばらく放置する形になり、最期を看取ることができなかったという、ろう者の話。ベビーベッドから転落したこどもの異常に気づけないまま、こどもを亡くしたという、ろう者の話。

又聞きなので、本当のことなのかはわからない。わからないのだけれど、その話は、ベッドから落ちた樹さんの出来事のあとでは、おそろしいほどの現実味を感じさせた。樹さんの上下する温かいおなかに手を置きながら、それらの話のこころが引き裂かれるような深い孤独を、自分のものとして引き寄せていた。

すぐそばで起きている、いとおしい存在の危機に気づけない。

「聞こえないことは不幸ではない」。それは、本当にそうだと思う。だけどそのあとに「でも、ちょっと寂しいね。ちょっと不便だね」が続いてしまうことも否めない。その「ちょっと不便」は、あっさりと、とりかえしのつかない「不幸」につながりうるものでもあった。

物心ついてからずっと感じてきていた「音がわからない」というもどかしさが、家族が、もとい、いとおしい仲間が増えた今、いよいよ痛切なものとなったことを、その夜、感じていた。

＊　＊　＊

そんなやりきれない思いを引きずったままだったので、樹さんの眠りながらの「シシシシシッ」という笑いの響きを知ったとき、わけのわからない感情があふれ出した。

きみはこれまでのいくつかの夜も、こうしてひとりで笑ってきていたんだな。

その笑いに気づかないで来たことは、やっぱり寂しい。

ずいぶんと時間が経ってしまった。

こうしたすれ違いは、今後も積み重なっていくんだろう。

交わることがない平行線が、ぼくらの姿なのだろう。

ぼくらの関係に限らず、人と人の関わりは当然そのようにしてできている。だとしても、はるかな果てまで伸びようとする線と線たちを、手を伸ばせばすぐに触れることのできる距離まで近づけることはできる。十三キログラムのやわらかい重みとともに、響く笑い声をついに感じることのできた幸福は、どぼどぼどぼどぼ、あふれている。

寂しさとうれしさが渾然となった、きれいなだけじゃない幸福のかたちは、無限に伸び縮みするようで、きっといつまでも色あせない。

うつりかわる日常に沿いながら、隣接する平行線たちが、はるかな果てへと伸びていく。

そんなイメージを、思い浮かべる。

近くて遠い胸の中で眠る生命の鼓動を感じながら「現実でも、こころの中でも、いつでもすぐに手を差し伸べられる距離にいよう」とあらためて決心した。

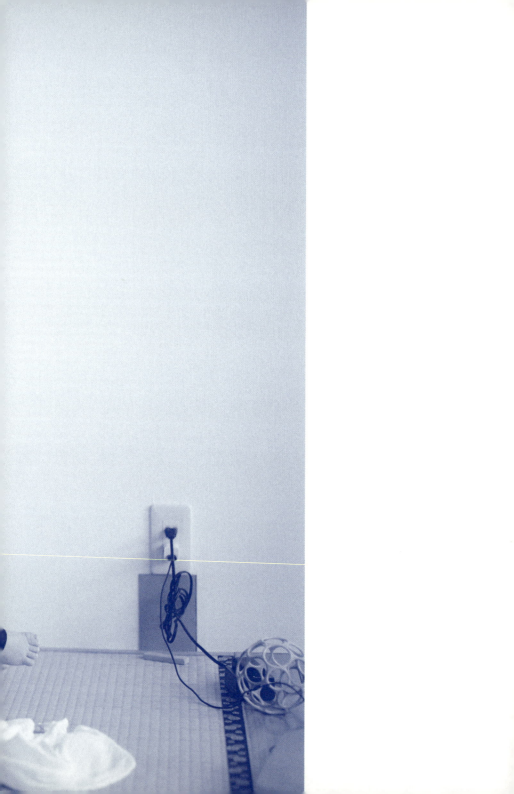

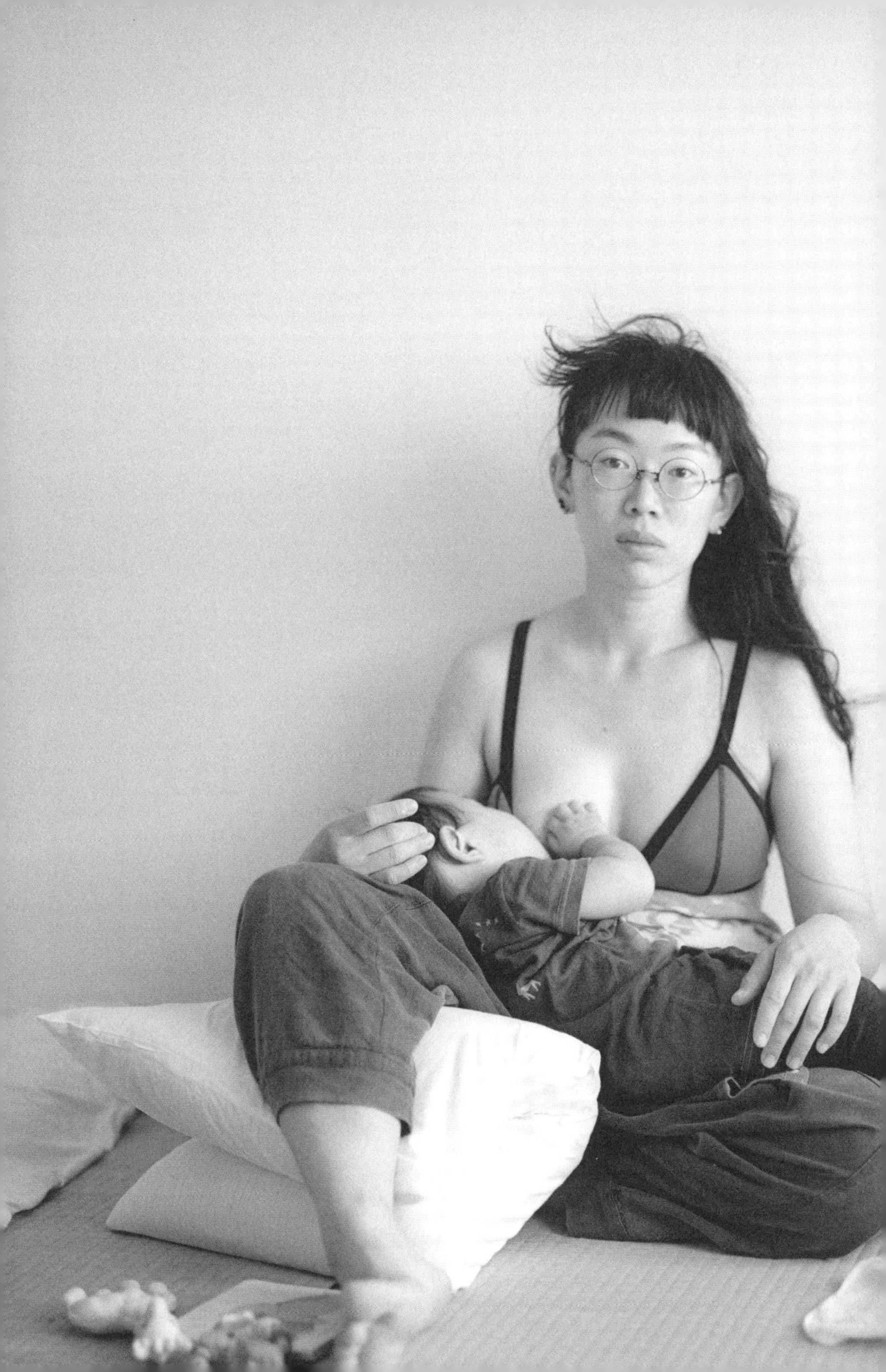

2017.10

Hの字で寝る

10

お産のあと、まなみと樹さんは実家に里帰りしていた。そのころのぼくは泊りがけの撮影が続いたり、出産報告のハガキづくりや、メールや、市役所に出す書類の準備やらで妙に忙しかったので、まなみの家族にはとても助けてもらっていた。

すでに述べたように、まなみの家族構成は「父、母、まなみ、弟」。みんなろう者で、日本手話を第一言語としている。このような家族構成を「デフファミリー」と言う。ぼくのほうは「父（聴）、母（聴）、ぼく、長女（聴）、次女（難聴）」で、第一言語は音声による日本語である。ぼくが二十歳のときに両親は離婚していて、父とは年に二、三回くらい会っている。

数時間おきにおっぱいをねだる樹さん。昼間はみんな起きているからいいとして、問題は夜だった。当時、昼夜逆転生活をしていた義弟が数時間おきに目視で確認したり、お義母さんが補聴器をつけて、感覚アンテナを張り巡らせたりで乗り切ってくれたのだそうだ。

里帰りしているときの思い出としては、授乳しながらアメリカのテレビドラマ『ウォーキング・デッド』シリーズをのめりこんで観ていたまなみの姿がある。「ウォーカー」と呼ばれるゾンビが徘徊する荒れ果てた世界を舞台とするサバイバルドラマで、かなりグロい。内容的にもキツいはずなのに、おっぱいを吸う樹さんの頭を片手で支えながら、もう片方でiPhoneを握りしめて見入っていた。

「生きる！　何がなんでもこの子と生きてやるッ！　っていう本能がビンビン研ぎ澄まされるのよね。いいわあ〜」

ダリル（『ウォーキング・デッド』の登場人物。無頼漢でやさしくてチャーミングでたまらんのです）に見惚れながらそう言うまなみに、すっごく頼もしさを感じていた。

まなみの実家には、一週間のうちに二日はおじゃまをしていたものの、そうそう頻繁に行くこともできない。自宅にひとりでいるのは寂しいので、テレビ電話で「早く帰ってきてよ。なんでもするからさあ～。ねえ～。ねえ～。ねえってば～」と、夜な夜なくねくね懇願していた甲斐があり、予定の半分である一か月半を過ぎたころに、ふたりは帰ってきた。

＊　＊　＊

三人で過ごす初めての夜、けっこう緊張していたことをよく覚えている。数時間おきにおっぱいをねだる樹さんに、はたして気づけるのだろうかという心配があったからだ。

補聴器をつけて寝ることは、ぼくらにとっては最善ではなかった。まなみは補聴器をつけてもまったく聞こえないと言うし、ぼくも十年以上つけていないというブランクがあった。それでもいちおう……と試しに補聴器をつけてみたことはあった。けれども、スイッチをオンにしたとたん、いろんな音がいっせいになだれ込む。耳に突っ込まれた花火がバチバチと炸裂したかのようなショック。「うわあ」とのけぞりながらも、こらえて樹さんの声に耳をそばだてる。

渦巻く音の洪水の中では、どれが樹さんの声なのかわからなかった。補聴器をつけたときのぼくの聞こえ具合は、低音は聞き取りやすいけれど、高音になるとほとんど理解できない。そのために少しでも距離をおくと、樹さんの泣き声は周囲の雑音に混ざってわからなかった。

五分も補聴器をつけていると、頭がズキズキしてくる。こころも常時ざわつく。めまいもしてきて、ものをしっかりと見ることができない。「こんなたくさんの音の中から、よく必要な音だけを聞き取ることができたなあ」と、かつての自分自身に感心してしまった。補聴器を日常的につけていたときは、長らく音を聞く訓練をしてきたこともあって、脳が補聴器の音に適応していたのだろう。

ほかにも、補聴器自体が古いとか、チューニングがされていないなど理由はいろいろあるのだろうけれど、十年ぶりに降り立った音のある世界は、予想以上に厳しいところだった。しばらく我慢して補聴器をつけていれば、やがてその音にも慣れるのだろうとは思う。だけどそれとは別に、心情的に補聴器にはあまりいい思いがないため、やっぱり日常的につけることはできなかった。

赤ちゃんの泣き声を感知して、枕の下に設置した機械がバイブレーションするという福祉機器もあるにはあって、友人が使用していたものを借りていた。けれども実際に使ってみると、泣いているのに感知しなかったり、逆に泣いてないのに感知したり（たぶん別のところで鳴った高音の物音に反応したのだろう)、枕から頭がちょっとでも離れてしまうとバイブに気づけなかったりと、精度に不安を感じることが多々あって、頼りにすることはできなかった。

できないところを補ってくれる機器はいろいろあって、それらはこれからもっとよいものになっていくのだろう。だけど現状のぼくらの場合、自分のからだで気づけるようにすることが最善の方法だと考えた。

寝る前に、iPhoneの目覚ましバイブアラームを三十分おきに鳴るように設定する。寝ているあいだにiPhoneがどこかへ行かないように、まなみは、おっぱいとブラジャーのあいだに突っ込む。ぼくはパンツの中。冬から春へと移り変わるころ、それまでひやりと冷たかった iPhoneがじっとりしてくるのに季節のうつろいを感じていた。iPhoneも季語だと思う。

電気は全部消さないで、常夜灯をつけっぱなしにする。オレンジ色の明かりが、部屋をぼんやりと照らし出す。そして樹さんを中心にして両隣にぼくらが寝る。いわゆる「川の字で寝る」という、あの形。メガネがないのでまなみまでは見えないけれど、隣の樹さんの様子はなんとか見えるといった感じ。

おっぱいをねだる身じろぎに気づく確率を高めるために、一枚の毛布を共有したり、まなみとぼくふたりして樹さんのおなかに手を置いたり、足の下に手を差し込んだり、手を握ったりと、からだをできるだけ密着させて寝ていた。

その寝方にも慣れてくると不思議なもので、からだが離れていたり、アラームが鳴っていなくても、「ふと」起きたつもりが、ちょうど起きたばかりの樹さんと目が合ったりするようになる。毛布が動く気配で気づいたのだと思うけれど、本当によく目が合った。常夜灯のオレンジの中で、ぱっちりと目が合うあの瞬間は忘れられない。樹さんと深いところでリンクできたかのような、不思議な感覚だった。

三か月を過ぎたころから、樹さんが自分から叩いて知らせるようになったので、それからはとても楽になった。

「ぺちぺちと叩くこともあれば、つねつねとつねることもあったよ。一回だけ、ひどく髪をひっぱられたことがあったけど、あれはたぶん、叩いてもつねっても起きないわたしに怒ってたんだろうなあ」と、まなみ。

＊　＊　＊

そんなふうにして寝る日々が続いていたころに、木村高一郎さんの写真集『ことば』（リブロアルテ）を読んだ。最初は立ち読みで済ませていたものの、写真がずーっと頭から離れずにいて、この文章を書く直前、ついに買ってしまった。この写真集、ものすごくおもしろい。

「自宅の天井にカメラを設置し、自動で十分ごとに二年間撮影し続けた結果、約十万枚の膨大な作品が作り出されました。そこには、偽りのない家族の肖像が写し出されています。仲睦まじく寝ている親子、昼寝する息子、読書する母親など、その光景はまるで会話をしているようでもあり、もはやそこには〝ことば〟は必要ないのかもしれません」(「リブロアルテ」ホームページより引用)

何年か前にたまたま訪れたグループ展で、この写真たちがスライドで上映されていたのを見たことがあった。変わらないけど変わっていく日常の図がおもしろくて、ずーっと見ていたのを思い出した。

写真集になっても、その魅力は変わらなかった。むしろ、ふとんに見立てたカバーや、ぱっくり開くきもちいい製本が、よりいっそう「変わらないけど、変わっていく日常」の魅力を引き立たせてくれている。

どのページを開いても、こども、おかあさん、おとうさんのだれかが必ずいて、みんなふとんに寝っころがっている。寝相は本当にさまざまで、てんでばらばらに寝ていたり、「●」のようにみんなが団子みたいにくっついていたり、「ト」の字に似ていたり、さらに「一」「K」「い」「ハ」「si」……。家族の寝相をぼーっと見ているうちに、いろんな文字の形が浮かんでくる。特に象形文字で考えると、いくつかとてもそっくりなものがある。

「ことば」は「ことば」だけで独立しているのではなかった。その「ことば」のもととなった存在の姿かたちや性質、魂といったものを模倣してつくられているのだった。まさに写真集のタイトルそのものだと思う。

「日本語ではぴったりのことばはないけれど、きっとどこかの国の文字だったら似通うものがあるんだろうなあ」というふうに、写真集をめくっているうちにおのずと未知のことばの存在も感じさせてくれる。「川の字で寝る」ということばがあまりにも定型的になっていて、家族で寝る姿をなんとなくそんなふうにイメージしてきていたけれど、本当は決まった形なんてないんだよなあ。

「人生の三分の一は睡眠で占められている」という雑学をどこかで見聞きするたびに、「あっ、そうだった。そうよ。そうなんだよ」といつも驚いてしまう。知識としてそのことを覚えてはいても、深く実感することはなかった。それはかなりもったいない。

寝ているあいだにも、息をすうすうすう吸っては吐いて呼吸していて、心臓はどっくんどっくんどっくん一生懸命に鼓動していて、筋肉はびくびくびくっと弾けていて……、ずっとずっととめどなく揺れて動いているのが生きているってことなんだものね。

＊　＊　＊

ふと「ぼくらはどんな『ことば』で寝ているんだろう?」と気になった。いったん気になると、どうにもとまらない。ア〜、とまらない♪　なので、真似をしてみることにしてみた。

深夜、寝ている樹さんとまなみを起こさないようにしながら、数十秒ごとに撮影するように設定したコンパクトデジカメを天井にテープでべたべた貼りつける。寝ているあいだに落ちたらたまらないので、たくさんのテープを消費しながらカメラを固定する。もっとスマートなやり方があるはずだよなぁと思いながらも、機械オンチなので仕方ない。

設置を終えてシャッターボタンを押す。

そそくさとふとんに横たわって、いつものように樹さんに触れる。

パシャッ。フラッシュの光が、つむった瞼ごしに伝わった。そのまま寝た。


翌朝、わくわくしながらカメラを固定していたテープをべりべりと剥がして、写真を見た。

樹さんに腕をまわしているまなみとぼくの姿が俯瞰で写っている。そのころの樹さんは一歳半ごろで、もうほっといてもひとりで寝られるようになってはいたけれど、習慣というものはなかなか抜けないものだ。なんとなく想像していたとおりではあったけれど、こうしてはっきりと具体的な形で証明されると、やっぱり不思議な気持ちになった。

「ね、ね。これ、これ見て。ほら見て、これ」

いい写真が撮れたときのぼくは、しつこい。デジカメをまなみの顔に押しつけんばかりに見せながら、両手の指で『H』を形づくる。

「ぼくら『H』の字で寝てたんだよ」

「ほんとだ。うーん、でも、ほんとに『H』かな？　ん？」

疑い深いまなみがデジカメのモニターをにらむ。

「『H』でしょ」

「……うん、『H』だね」

「な〜。『H』だよな〜。へー『H』か〜。ぼくらこうして寝てたんだな。いい『H』だな〜」

「『H』『H』ってうるさいなあ。『H』じゃ、どうも締まらない気がしない？」

「HUMANの『H』って思えばいいんじゃない？　ぼくら人間だしさあ」

後日、また別の「ことば」を見ようとしてカメラを設置していたら、テープの貼りつけが甘かったために、勢いよく落下したカメラが頭を直撃して以来もうやっていない。

後日、ここまでの記事を読んだ親友から「『H』って書いてたけれど、あれってさ、俺は『円』の字だと思うんだよなあ」と物言いが入った。あらためて見ると、たしかにそんなふうにも読み取れる。上方向に伸びたぼくの左手によって、『向』のようにも見えてきた。

ああ、人間のからだは、ものすごく「ことば」だ。

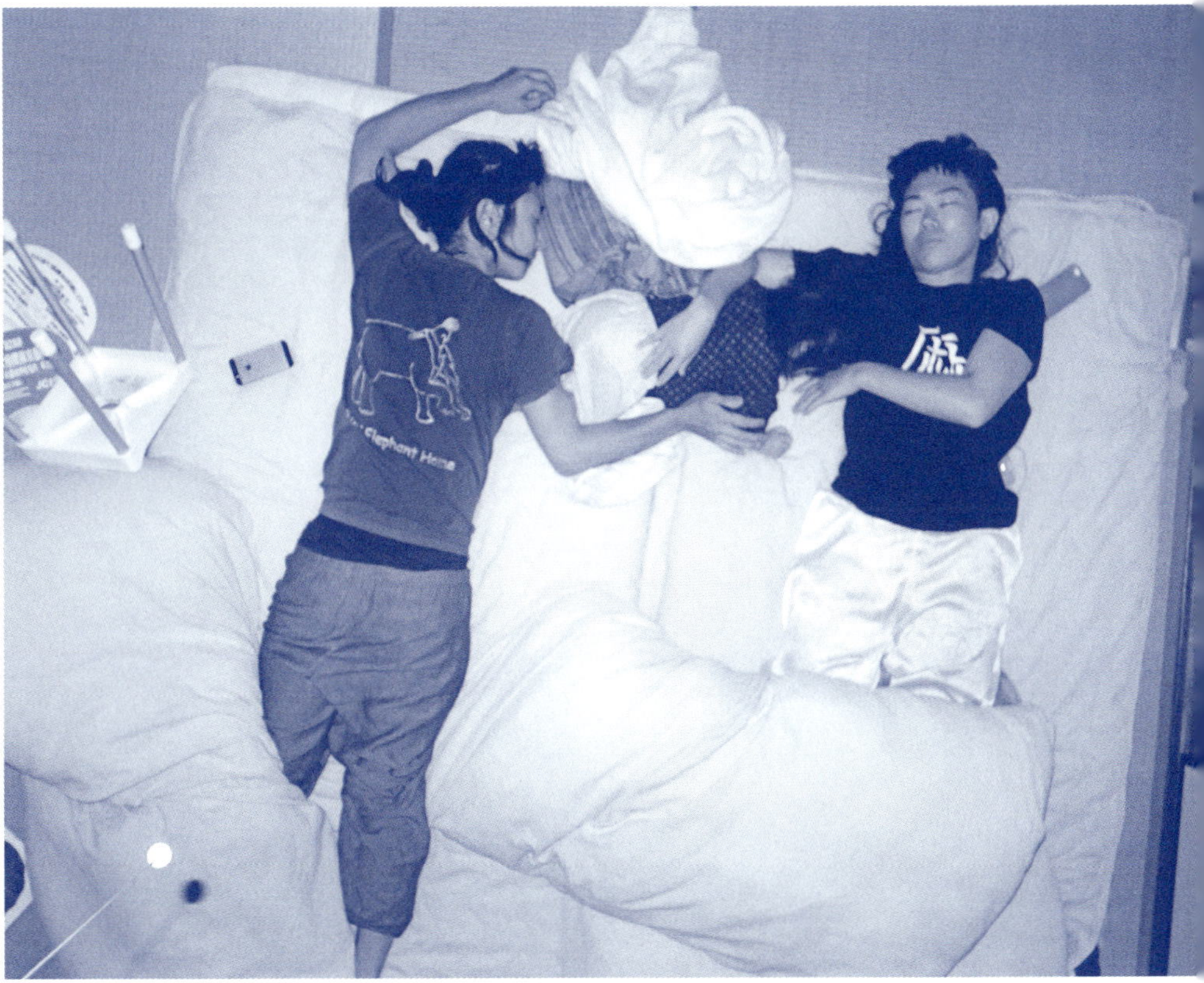

2017.12

11

すき！すき！
すき！

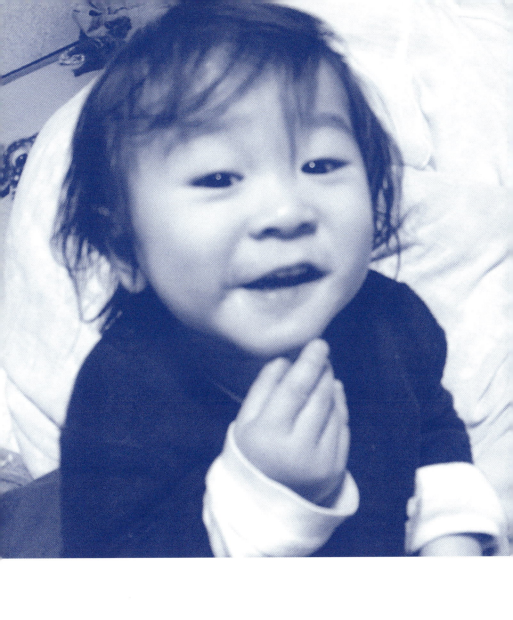

二〇一七年十二月現在、樹さんは二歳一か月。語彙も増えてきて、いろいろな会話ができるようになっている。そんな樹さんと、これまでにもっともたくさん交わしていることばは何かというと、一も二もなく「すき!」を挙げることができる。

「好き」の手話を説明すると、「親指と人差し指を開いて、顎に当て、斜め前に出しながら指先をつけ合わせる」というものになる（それにしても手話をことばにするのって、なんてややこしいんだろう。でも一度やってみれば、からだがすぐに覚えるので、もし知らなかった方はぜひ実際にやってみてください）。

樹さんが初めて「すき!」と言ったのはいつだったろう。正確なところは定かではないけれど、一歳を過ぎたころにはもう言えていたはずだった。

そのころはまだ手先を器用に動かすことができないので、独特なやり方による「すき」だったのをよく覚えている。目を上向きにしながら、指が開かれた手をぐっと顎に当てて、「どこだろう、どこだろう」と何かを探すように顎をスリスリとまさぐり……。そのあいだ、目は細くなっていく。やがて納得いく位置に収まると、目をぎゅっとつむって、鼻にしわを寄せた笑みを浮かべながら、全部の指を勢いよくつけ合わせての「すき!」だった。

ぼくはそれを見るたびに、チャールズ・ブロンソンが「う〜ん、マンダム」と言うときの絶妙な表情を思い浮かべていた。

二歳になる今では、なかなかに手先も器用になっていて「う〜ん、マンダム」を見ることはなくなった。そのことにハタと気づいたとき、ちょっと寂しくなった。おやおやと感慨にふける暇もないくらいに、どんどん育っていく。

＊　＊　＊

わが家ではいろんな場面で「すき！」が飛びかっている。

こちょこちょとくすぐりまくって、よだれをだんらだらこぼす大笑いの後、疲れ切りながらも、「でも、もう一回……やってほしいですなあ」という期待を込めた「すき！」。

叱られてすねた後、今にもこぼれそうな涙をたたえた目で、「ごめんなさい」「ぎゅーっとしましょう」「仲直り、しましょう」といろんな意のこもった「すき！」。

大きなシーツをまなみと樹さんぼくとで一緒にかぶって、三人でクスクス笑う。みんなの息が入り交じった親密な空間の中で、示し合わせたように同時に放たれる「すき！」。

何もない空をぽけーっと見ていたかと思うと、突然、思い出したようにいきなり放たれる「すき！」。

お義父さんの故郷である沖永良部島産の島バナナを頬張って、頬に手を当てながら「おいしー、おいしー」と何度も言って、のけぞって歓喜のバナナダンスをしながら天に向かって

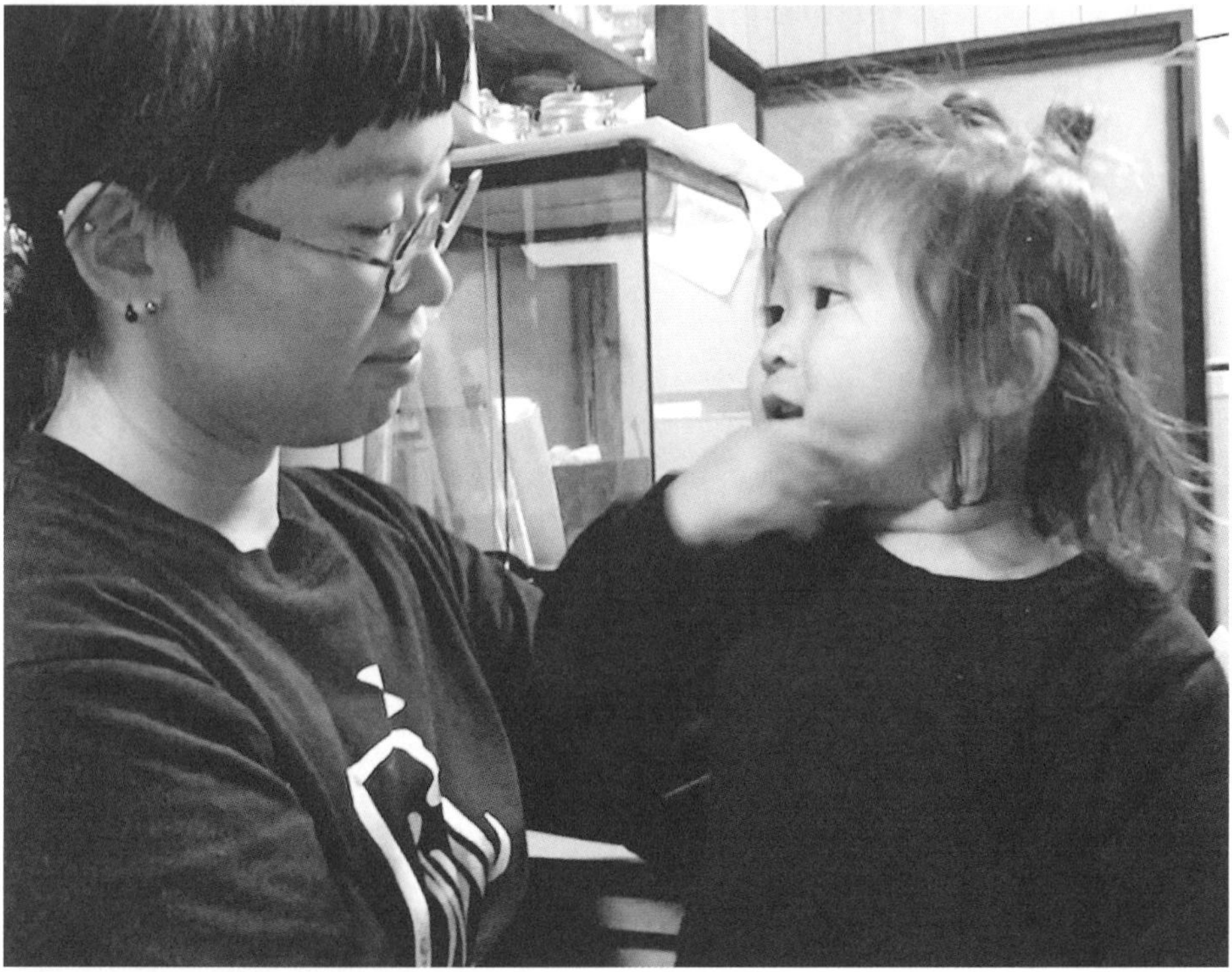

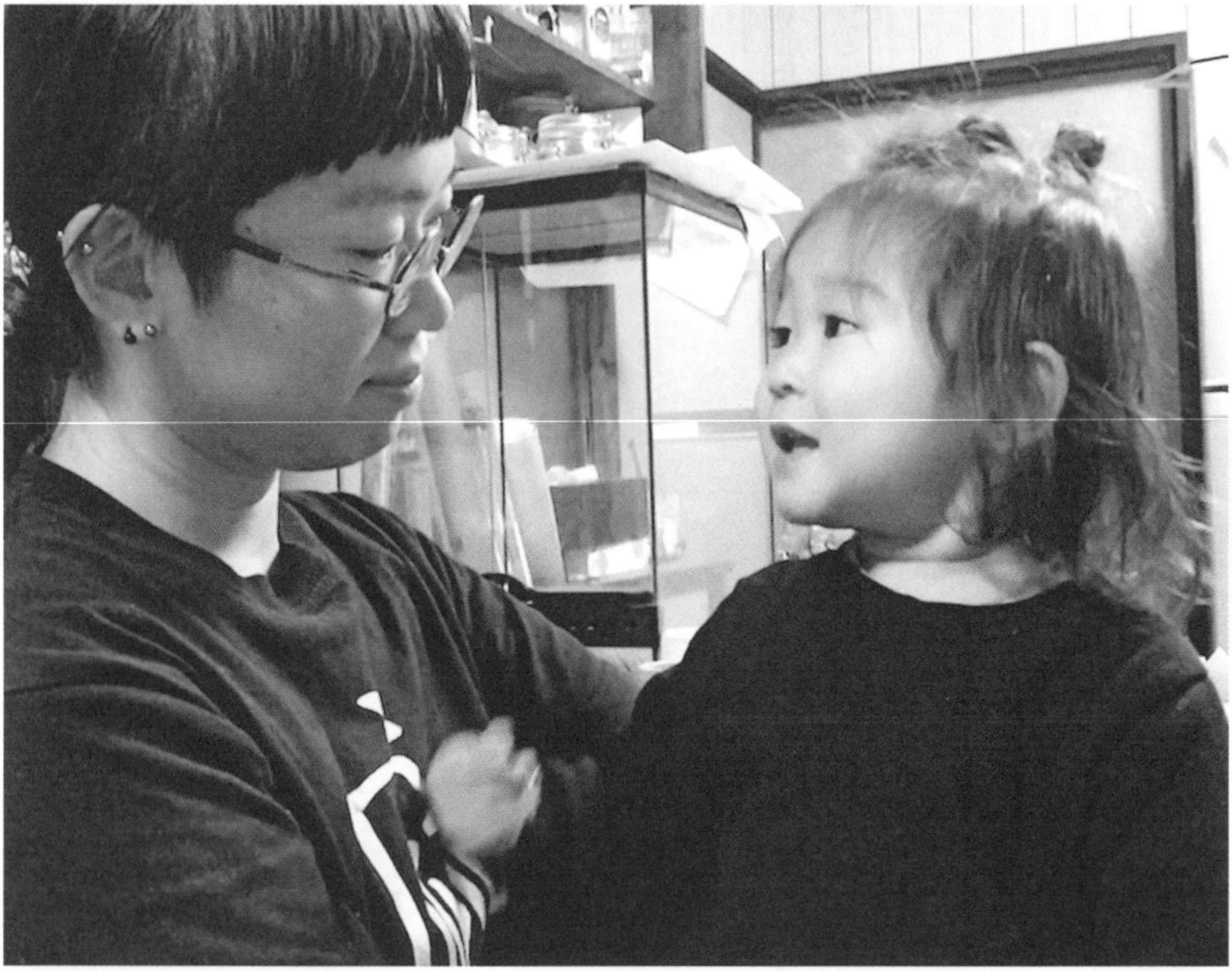

「すき！」。

そこには、心とからだが直結した力いっぱいの「ことば」がある。それが見えることがうれしい。めちゃくちゃにうれしい。もしかしたら、今かぎりの幸福かもしれないとも予感しているから。

＊　＊　＊

ぼくは、「言葉」と「ことば」を、意識して使い分けている。

他者に向けて自分の意志を伝えるときに使われる手段として、こうして文章を書くときに使っているような意味や文法といったルールが定められているものが「言葉」。幼子が発するような声、または踊り、絵画、動物の吠え声といった、意味に直すことが難しいふるまいを含めたものが「ことば」。

言い換えると、「言葉」は意味を司ろうとする人間の騒がしさを象徴するものであり、「ことば」は感情が意志を飛び越えてどうしようもなくこぼれてくるもの、という区別である。

十六歳で出会った手話が、やっと自分の感情となじんだと思えたのは、ろう学校専攻科を卒業する二十歳のころだった。ろう学校で毎日手話を使っていたにもかかわらず、五年もかかった。

たった五年と言っていいのかもしれない。けれども、手話を覚えていくあいだ、「言葉と感情が噛み合わない戸惑いを常に感じていた。その戸惑いは真綿にくるまれたような息苦しさで、五年間はとても長く感じられた。感情と言葉が素直に結びついた「ことば」で話したかった。

物心つくかつかないかという幼年期に、発音訓練で「言葉」を話すことを強要され、「ことば」で表現することを人間未満の感情として否定されてきた者としては、「ことば」は取り戻さなくてはならないものだった。こころと、からだと、ことばが結びつかないことのもどかしさはもう勘弁だった。

まず「ことば」が生まれるところを大切にしなくてはならない。ずっとそう思っていたぼくとしては、樹さんの「すき！」が、こころとからだが結びついた「ことば」であることに安心する。

だけど、樹さんは聞こえている。保育園あるいは小学校と、聴者の社会との関わりが深まるにつれて、音声の日本語を使う機会が増えていくにつれて、「日本手話」と「日本語」という、異なる言語のあいだにいることの葛藤を覚えていくのだろう。

いろいろな出来事が噛み合って今につながっているわけだから、親を責めるつもりは本当にないのだけれど、ぼくの中にはどうしても、「音声言語を押しつけられた」という思いがある。その思いが今度は逆に、「手話という言語の押しつけを樹さんにやってしまっているのではないか」というためらいをもたらしていた。

最近、聞こえるこども（コーダ）が産まれたろう者の友達が言っていたことが、棘《とげ》になってこころに引っかかっている。

「親と手話で話ができたからって、将来的には役に立たないでしょう。下手な発音や文法で言葉を覚えちゃったら、こどもが恥をかくじゃん。本当にこどものためを思うなら、ちいさいころから社会でみんなが使う音声言語で話せるようにするべきだと思うんだよ。親子で会話ができることよりも、こどもが自分で生きていけるようにするべき」

日本酒を飲みながら、彼は力強い手話でそう言った。その考えに古くさいものを感じながらも、そのときは、はっきりとした異論を言うことができなかった。時間をおいてみれば、反論はいくつか思い浮かぶものの（「今ふたつのことばを持つってことは、多様化するこれからにおいては、意外な強みになるはずだと思うよ」とか、「そんな寂しすぎること言うなよ」とか）、でも、どれも説得力に欠けていた。

友達の両親は聴者で、中学校まで普通学校に通っていたけれどコミュニケーションの限界を感じたことで、高校はろう学校に進学をした。その経歴はぼくと一緒だ。つまりは、言葉に苦労してきた人なのだ。だから「こどもが苦労しないように」と、音声をまず第一に覚えてもらいたいと考える気持ちもわかった。

そんな意見とはまったく逆のことを言う人もいた。

「手話で教えるのが当然じゃない？　わたしたちは手話で話をしたいから。音声は絶対に出さないように気をつけている。両親がもっとも話しやすいやり方でいいじゃない。正しくてきれいな日本語は、まわりの環境に合わせて本人が自分で自然に覚えていくよ」

「たぶん、そうなんだろうな」と思うが、同時に「そんなに単純なことでもないだろう」とも、やっぱり思う。どうすればいいのか、正直なところ、よくわからない。

＊　＊　＊

樹さんが生後半年を過ぎて、ベビーサインのようなものを言いはじめたころから、音声言語と日本手話について、まなみとよく話をしていた。家族で使う「ことば」の方針を決めることは、ぼくらにとっては、保育園に通わせることよりも大事だった。

ある夜、アルパカワイン（赤）を飲みながら交わした話が、とても大切なものになった。

はるみち　音声の「言葉」を身につけて、それがふつうになっていくのはいいんだけど、そうなっていくべきなんだけど、ぼくらとの会話がスムーズにいかなくなるのかもと思うと、今からもう寂しいなーって思っちゃう。まなみはどう思う？

まなみ　保育園がどんなところかわからないけれど、音楽を聞く時間はあるでしょ。たとえば、そこで覚えた音楽をわたしに教えるようになる……とか想像すると、うん、やっぱり、ちょっと遠い感じになるかも。

はるみち　保育園なら、連絡帳みたいなのがたぶんあるじゃない。そこでこんな歌を歌いましたとか教えてもらったりできたら、なんとかなったりするのかなあ？

まなみ　それでもいいけれど、間接的な情報になっちゃって、「樹さんから」のものじゃなくなるから、うーん……やっぱり、遠くなる感じは変わらないかな。

そう思うのも、今日の昼、ゆきの（聴者のほうの、ぼくの妹）と姪っ子とで、樹さんと遊んでたの。そのとき樹さんがなんか変な踊りをしながら、変な声を出したみたいでね。それを聞いてふたりが大笑いしたの。なんかのテレビのものまねなのかな？　ほんとすごくおもしろい声だったみたい。それがどんな声だったのかを、ふたりが笑いながら通訳してくれて。うん、それを聞いて、おもしろいと思った。だから「へーえ！」って言いながら、わたしも笑ったのね。

で、夕方、車で家に帰るあいだチャイルドシートに座ってた樹さんが、ひとりでに手話で歌を歌ったの。すんごいおもしろい表情をしてね。めちゃくちゃおもしろくて。ぶははって笑っちゃったんだ。このときの笑いってすごく自然で。昼間の笑いは、がんばってふたりに合わせた笑いだったことにも気づいちゃったの。

はるみち　その感じ、わかる。通訳はありがたいよね。……すっごくありがたいんだけど、生のリアルな「ことば」がダイレクトに伝わる感じと比べてしまうと通訳された言葉は……時間をおいて、しっかりとした意味に整理されていて……なんというか、冷めているんだよね。

まなみ　わかる！

はるみち　冷えたレバーのやきとりを食べる感じ？　そこまでではないかな。冷めたからあげかな？　理想としては、キンキンに冷えてるビールだといいんだけどなあ。

まなみ　いやあ、ジョッキ一杯まででしょ。本当にビールがおいしいのって。

はるみち　お、なんかとてもリアルだな……。ごはんと「ことば」の形ってなんだか似てるね。すぐに味わえたり、出来たてホヤホヤだとやっぱりおいしくて。おいしくいただけているもののほうが、しっかりと血肉になっている感じがする。食事って、サプリだけ食べて、ただ栄養がそろっていればいいってものじゃないみたいに、無駄な情報を省いて、しっかりとした意味だけがある「言葉」だけだと、なんだかわびしく感じるときがあるよね。必要なものなんだけれど。そればかりだと、こころが痩せ細ってしまう。

まなみ　そうだね。今日聞いた通訳の内容は、たしかに意味はわかるんだけど、臨場感がワンテンポ遅れてて、なんだか味気なかった。ふだん通訳を受けるとき、そんなふうに感じることはないんだけど。たぶん自分のこどもが関わっているから、よりそう感じたんだと思う。嫉妬とかヤキモチではなくて……なんだか、腑に落ちないというか。

はるみち　「ことばの孤独」ってあるよね。冷めた「ことば」ばっかり食べていると、身も心も寒くなっちゃう。ぼくはそれがどうしても嫌でね。撮影をするときは、どんなに意味にはならないものであっても、たとえばまばたきとか、目線とか、体温とか。そういうものを、その人自身から向けられた「声」として受け止めながら撮るようになったわけよ。写真を始めてから、いろんな人に会って、いろんなやり方で関わることができるってことを知ってから……それからは「ことばの孤独」もマシなものになったな。

だから、いろんな声があるってことを知ってるから……うーん、どう言えばいいのかわからなくて難しいんだけど、ぼくは樹さんに対して「手話を覚えてほしい」とは全然、思ってないんだ。逆に「音声で日本語を覚えてほしい」ってことでもないんだよ。冷めた言葉ばかり食べるだけの状態は、とても不自然だよねってことは確かなんだけど。

まなみ　うん。んー……今の話を聞きながら思ったんだけど。わたしは樹さんに、「手話か日本語か、どちらか」ではなくて、「ことば」はいろんな形であるものを知ってもらって、「今、目の前にいるあなたとは、このことばで楽しめるんだ、通じるんだ、伝えられるんだ」ということを、本能的に感じ取れるようになっていってほしいんだなって気づいた。

はるみち　なるほど。

迷いながらも、樹さんが二歳になろうかというころに、まなみとひとつの答えを出した。

「ことばの孤独」に追いやることだけはしない。

ひとつの言語を頑なに押しつけることだけはやめよう。今の段階で「手話か日本語か」の二択に狭めてしまうのではなく、ぼくらのからだから出てくる素直なことばで語りかけよう。そして樹さんからの「ことば」を、いろんな形で読み取っては聴いていこう。

仕事を置いてでも、貧乏になってもいいから、三歳まではとにかく一緒にいて、一緒にからだを使って、いろんなところに行って、いろんな「ことば」があるところに行って、いろんなからだを持つ人に出会おう。いろんな「ことば」に出会える環境とつながりを持って、ぼくらはそこに身を置こう。


方向性はあやふやだし、何も決めていないに等しいし、単純すぎると自分でも思うけれど、それでも、樹さんにそそがれる「ことば」に対して、ぼくらはそういうスタンスに立つことにした。

＊　＊　＊

思ってもいなかった人から、思ってもいなかったタイミングで、こころが震えるほどにうれしい「ことば」や「ふるまい」をもらったとき、抑えようもなく、ついつい顔はほころんで、からだは浮足立ってしまう。

青い大海原からイルカが空にむかってジャンプするように、「こころという大海原」から「からだという空」に向かって、ひょんと突いて出ようとする感情の動きがある。

勢いよくほとばしり出ようとする感情の尾っぽを、指先で捕らえようとするように、樹さんの「すき!」は、どこか慌てた感じをともないながら、くしゃくしゃな顔とともに歌われている。ぼくには、それがまぶしい。こころとからだがつながっていると思える「すき!」が、まぶしい。まぶしくて、まぶしくて、せつないほどにまぶしくて! たまらない思いにいつも胸がいっぱいになる。

樹さんの「すき!」にうれしくなりながら、ぼくも同じように「すき!」と返す。話のつながりがあろうがなかろうが、意味なんてさておいて、とにかく「すき!」と返す。

すると、樹さんもニコーっと、あるいは、にやにやと、あるいは、フン! とそっぽをむいて「ノー!」と手を振って否定したりしながらも、やがては「すき!」と返してくれる。

それを見てぼくはまた「すき!」と言う。また樹さんも返す。

そうして「すき!」のラリーが始まる。

「すき!」「すき!」「すき!」「すき!」ひひひ。

「すき!」「すき!」「すき!」「すき!」くすくすくす。

「すき!」「すき!」「すき!」「すき!」「すき!」「すき!」

＊　＊　＊

美しいおまえをなにがなんでも
美しいおまえを俺はいまでも
美しいおまえをなにがなんでも
美しいおまえを俺はいまでも
愛してる愛してる愛してる愛してる愛してる愛してる
愛してる愛してる愛してる愛してる愛してる愛してる
愛してる愛してる愛してる愛してる愛してる愛してる
愛してる愛してる愛してる愛してる愛してる愛してる
愛してる愛してる愛してる愛してる愛してる愛してる
愛してる愛してる愛してる愛してる愛してる愛してる
愛してる愛してる

これは町田町蔵（康）さんの歌で、このあとにも「愛してる」だけが『町田康全歌詩集』（角川文庫）で三ページも続く。

延々と続く無数の「愛してる」を読んだとき、わけのわからない感動におそわれた。詩を読んでそんなふうに感動するのは初めてだった。その本を手にとった図書館で、思わず、ふははっと笑った。たしか二十三歳になろうかというころだったと思う。ぼくが唯一そらで言える歌詞でもある。

目ン玉をぎょろりと剥いて、息継ぎもしないままに顔を真赤にしながら「愛してる」とシャウトしつづける町田さんの姿を思い浮かべる。その姿はちょっと怖いながらも、ユーモラスでもある。

だから当時は、人を笑わせるためのコメディな歌詞なんだというふうに思っていた。だけど樹さんとの「すき！」のラリーを通して、この歌詞を初めて読んだときの感動が蘇ってきて、驚いた。

「あ、町田さん、本当のことを歌っていたんだ」と、十五年越しで気づいて震えた。

積み木をこつこつと重ねるように、好意も積み重ねるものだと思っていた。積み重ねるという宿命ゆえに、崩れてしまう可能性もはらんでいる。それだからこそ、好意を伝えることには慎重になる。むやみやたらに言わず、ここぞというところで大切に、適切に、ひとつずつ積み重ねていく。大切な人への愛を示す言葉とはそういうものだと、ぼくは思っていた。

だけど、樹さんと交わす「すき！」は、それとはまったく違った。

何回、何回、何回、何回、あほみたいに「すき！」と交わし合っても、その言葉の重みはまるっきり損なわれることがない。それどころか、より強度を増し、より深みを増していく。「何度も繰り返すと安っぽくなる」という概念とは、まるきり別のところにあるやりとりだった。

どれだけ「すき！」がたくさん飛び交おうとも、一つひとつがどれも等しく、きらきらとおいしく輝いている。そこにはどんどんどん吸収していく底なしの器がある。その器に集まるものは、積み重ねられてはいない。そそげばそそぐほどに、器自体が水風船のように拡張していく……そんなイメージが浮かぶ。樹さんと「すき！」のラリーを交わしながら、樹さんの器がどこまでも膨らんでいくのを感じる。

ぼく自身の器もそうだった。自分の器もこんなに膨らむとは、と驚いてしまう。底知れない可能性を感じずにはいられない。もうすっかり凝り固まっていると思っていた自分の器は、まだまだ大きく膨らむことができた。

これから樹さんがどんな「言葉」を覚えていくのかは、わからない。わからないのだけれど、今、確かなことは、毎日たくさんの「すき！」を、おいしく食べることができているということ。極上の「すき！」が、ぼくらの血肉になっているということ。

そのことを強く実感できるのは、夢うつつの「すき！」。うとうとしている樹さんに向かって、ささやき声と一緒に、肌に触れながらの「ささやき手話」をするとき、眠りとせめぎ合いながらそれは返ってくる。

今のところ毎夜、なんと毎夜、ぼくはそれをまぶしく、おいしく、見ることができている。

それによって樹さんの中で何かが確実に沁みていることを知る。そのことに、ひとまず「よし」と思う。

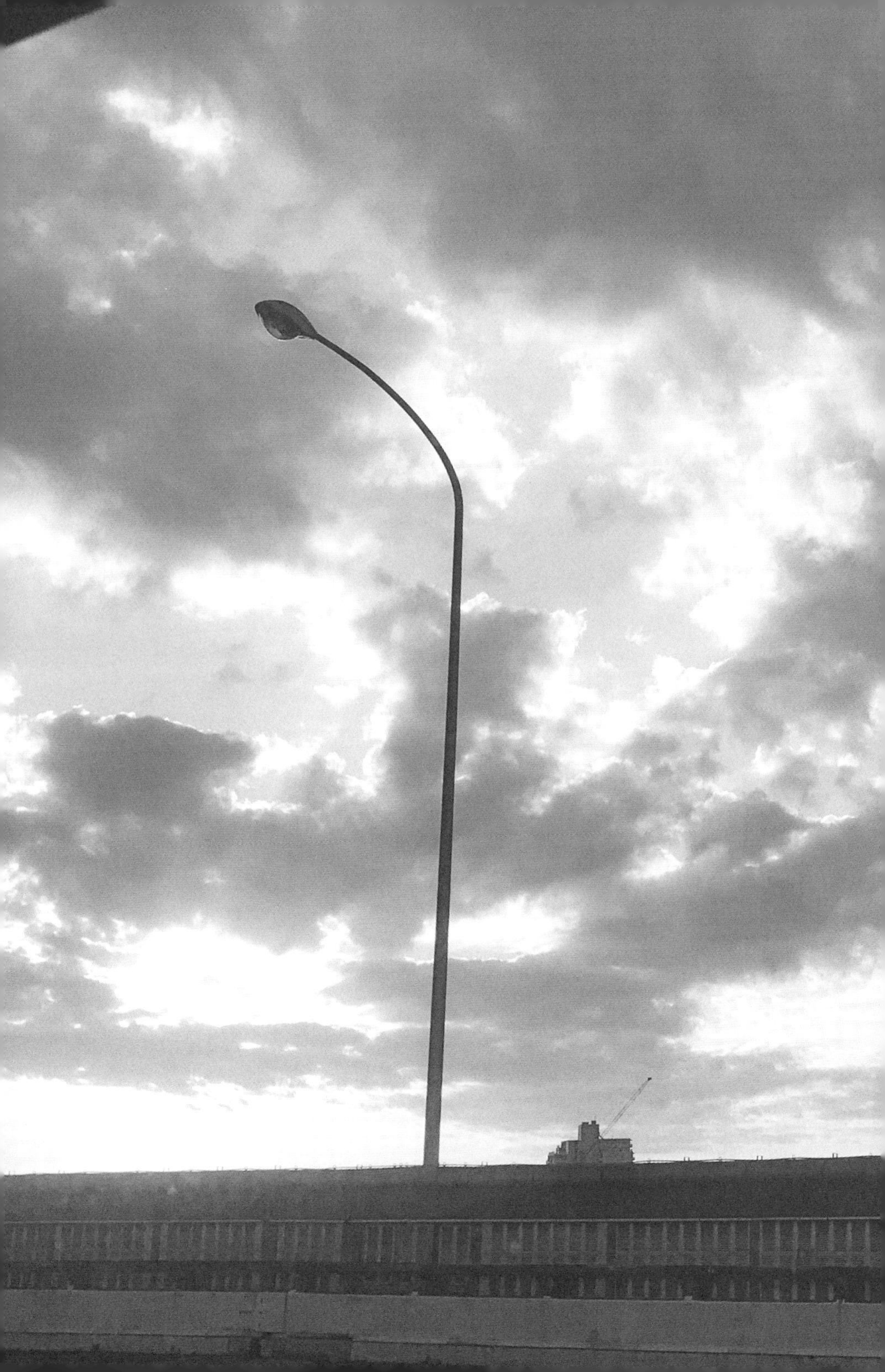

2017.12

異なり記念日

12

樹

さんとまなみは今、仕事で一週間ほど家を空けている。ぼくは特に撮影の予定もなく、家にこもりながら、こまごました仕事を片づける日々が続いている。

だれもいない平屋は、がらんとしていて広い。すっぱだかになって、踊って、わなないて、でんぐりがえりをしても、反応はない。こんなに広かったっけなあ。気配が欲しいなと思い、「デッちゃん」と名付けているロボット掃除機に毎日がんばってもらっている。きゅるきゅる回転しながら、けなげに部屋中をかけめぐるデッちゃん。えらい。ありがと。

ひとりで鍋を食べる。白菜と豚肉とマロニー。メガネが湯気でくもっても笑う者なし。見えぬままに、水浴びをしているイエアマガエルのアルさんに、にやりと笑いかける。見えぬけれども、きっとアルさんは静かにほほえんでいる。

夜、ふとんに入る。今年最大の寒波が来るという日で、ふとんはいつもよりも冷えている。ひとりではなかなかあったまらない。ふたりがいるときは、それぞれのぬくもりをちょっともらいながら寝ていられたのに。早くあったかくなあれ、なれってばよと、ふとんの中でうごうごもがきながら、iPhoneで撮りためた写真を見返す。ドラッグストアの店内の写真が出てきてタップする指が止まった。

あ、そうか。この日がそうだった。この日が、ぼくらの記念日になっていた。

＊　＊　＊

よくドラッグストアで買い物をする。そのお店は家から徒歩五分、樹さんと一緒にゆっくり歩けば十五分といった、ほどよいところにある。月曜日はポイントが二倍だし、アルパカワインを二本まとめて買うと五十円も値引きになるし、すぐそばにとてもおいしいパン屋があるし……そんなわけでとてもお世話になっている。

お店に着くなり樹さんは、ちいさい買い物カゴを持って店内に駆け込む。その後を追いかけながら、生活必需品を買い物かごにポンポン放り込む。その中で樹さんにも持てそうなものがあれば（だいたい四つに分かれているヨーグルトと、ひきわり納豆と、バナナ）、お願いしてカゴに入れてもらう。そんな感じで買い物をしている。

必要なものをかごに入れ終えて、お会計をしようと思っていたときだった。やおら樹さんが立ち止まる。

「どうしたの？　納豆、買うよ～」

「おとさん。おとーさん」

親指をつんつん立てて、なんだか楽しげに呼びかけてくる。

「なになになに、どうしたの？」

「あったー！」

やや斜め上に向けて開かれた右手が勢いよく降りる。「ある」の手話だ。ぱあっと顔が明るい。本当ににぎやかな表情で、頭の上に「！」が、ぴこっと立ったのが見えるほどだった。でも周囲を見渡してもだれもいないし、特別なものがあるでもない。何に喜んでいるのか、皆目わからない。ぼくの頭の上には「?」がぽこぽこ浮かぶ。

「なに、なになに?」

人差し指を横に振って、樹さんに尋ねる。

「あったー!」

樹さんはふたたび右手を降ろしながらそう言って、耳に人差し指を当てながら目を閉じる。うんうんうん、というふうに楽しげに何回かうなずく。しばらくして、ますますうれしそうにパッと目を開く。

「音楽、あったー!」

「あ、音楽。ああ音楽か! 音楽が、あったんだね」

「音楽」の手話は、人差し指を指揮棒に見立てて振るしぐさがもとになっている。樹さんは、音楽に耳を澄ませながらリズムをとっていたのだ。お店にはBGMが流れているらしいことを、ぼくはこのとき思い出した。

(「思い出した」と自然に書いていることに気づいて、何から思い出したのだろう? と自分で思った。ぼく自身は、補聴器をつけている時期を含めても、店内でBGMを感じたことはない。たぶんマンガの描写からだろう。「スーパーで『蛍の光』が流れて落涙する女性」という描写がおぼろげに浮かぶ。何のマンガだったかな……)。

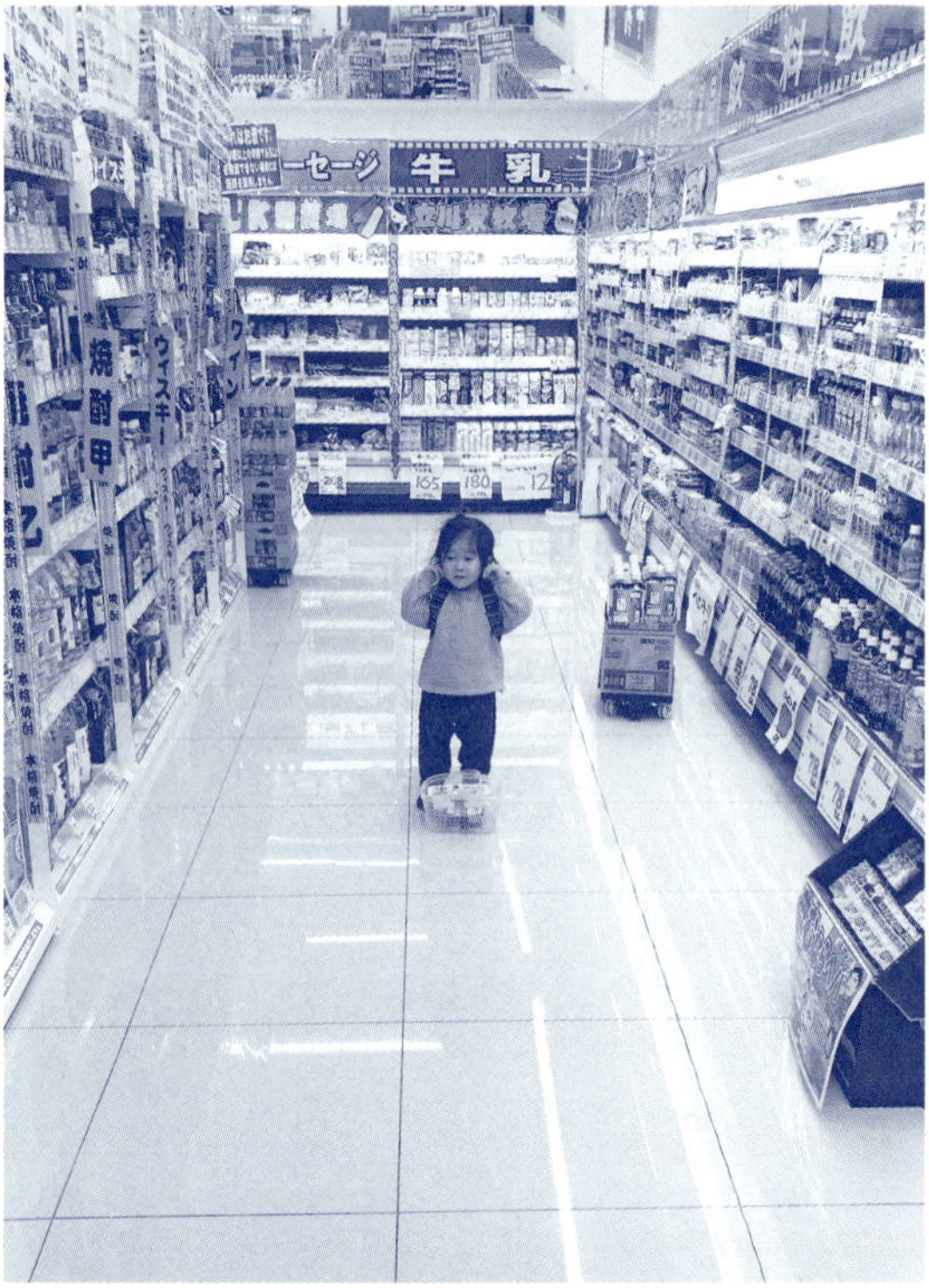
ーセージ
牛 乳
焼酎甲
ウイスキー
ワイン
165
180

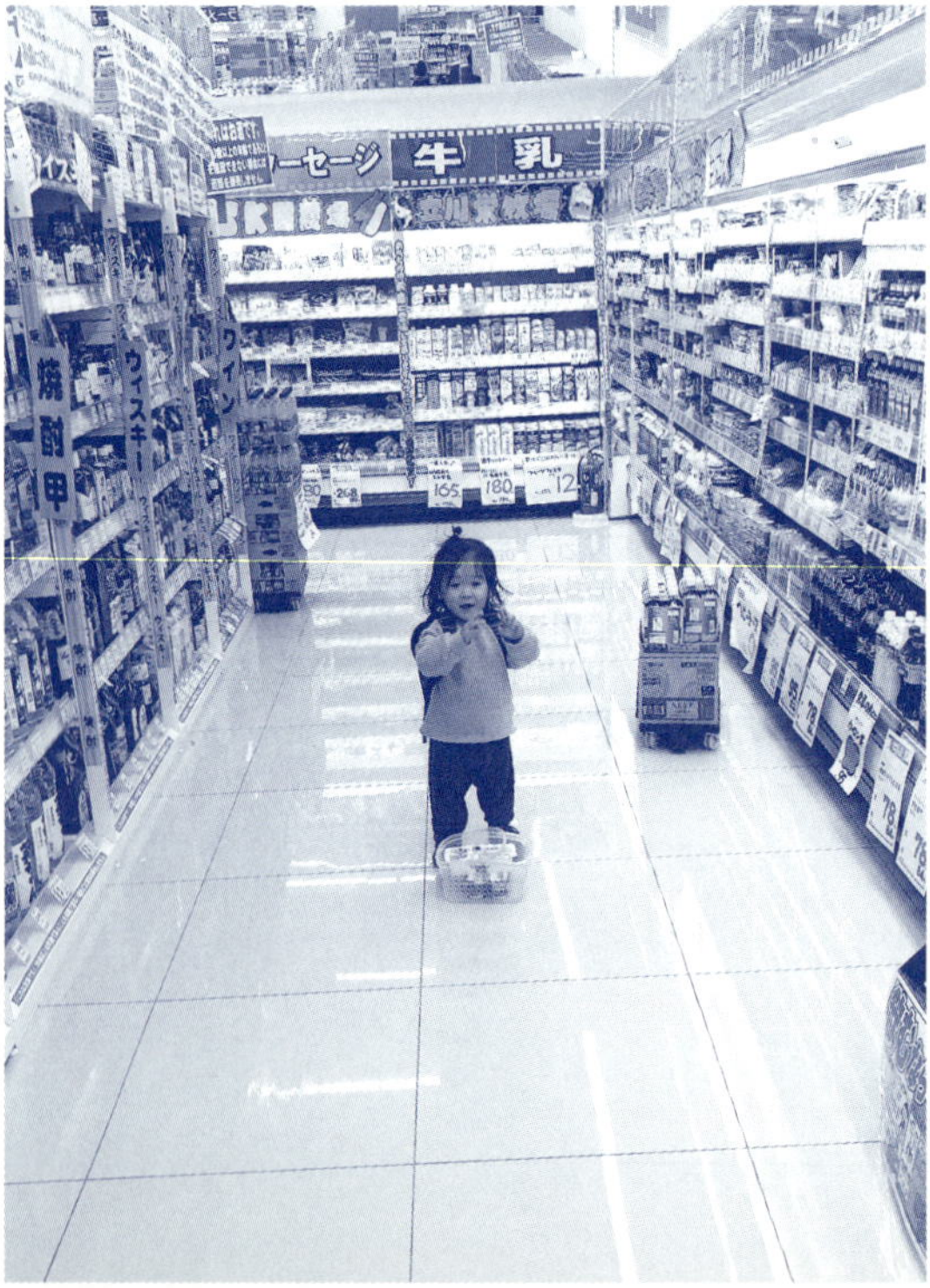
ーセージ
牛 乳
焼酎甲
ウイスキー
ワイン
165
180

でもどうしてこのタイミングで？　たぶんお店に入ったときから、ずっとBGMは流れていたはずだと思うけれど。「蛍の光」が鳴るらしい閉店時間もまだまだ先だし。樹さんにとって好ましい音楽に切り替わったのだろうか。うーん、わからない。

「おとさん。おとーさん。ね。あったー、ね！　音楽、あったー、ね！」

樹さんは、それはそれはうれしそうに語りかけて、同意を求めてくる。

うれしそうだなあ。いいなあ。パシャッ。iPhoneでその様子を撮った。


「今、音楽、楽しい？　よかった、ね。うれしい。うれしい、ね。

おとーさん、音楽、わからない。わからないんだよね。

ざーんねん。樹さんには音楽が、ある！　いいね！　たのしい、ね！」


そう言うと、樹さんはキョトンとした。目をしばたたかせている。

今度は樹さんの頭に、「?」が、ぴょこっと立つのが見えた。みるみるうちに、それまでの上機嫌がすうっと消えて、口を尖らせながら、うなだれて床をじっと見つめ出した。そのまま身じろぎもしない。

その反応を見たとき、あまり深く考えないで言ってしまったことが、すごくドギツイものに思えてきた。なんて声をかければいいのかわからず、ぼくも立ち尽くしてしまう。

永い数秒だった。
やおら樹さんはそばにあった健康ミネラルむぎ茶のペットボトルに飛びついて、「ね！　これ、のむ、ね！」と言った。「ああ、うん、飲もう」「のむ、ね！」

帰り道、樹さんを抱っこして、話をした。
手話する腕にぶらさげた、でかい買い物袋がぐらりぐらり揺れていた。

「おとーさん、音楽、きこえない。おかーさん、音楽、きこえない。
樹さんは、音楽、きこえる。樹さんに、音楽、ある！
おとさん、おかさん、音楽、ない！　うーん。おしい。おしい、ね〜。
だいじょうぶ。おとーさん、カメラ（写真）ある！
音楽を見る、すき！　おかーさんも、いっしょ。
おとさん、おかさん、音楽を見る、すき！　すき！　すき！
樹さん。
きみは、音楽、聞いて、うれしかったんだね。たのしかったんだね。
にこにこうれしい樹さん、見る、すき！　すき！　すき！
樹さん。音楽、おしえて、ね。

樹さん、おとさん、おかさん、ちがう。ちが〜う。

みーんな、ちが〜う。おし〜い。

おっけい！　こちょこちょこちょ！　おーっけい。

いつき、おとさん、おかさん、み〜んな、ちが〜う。おし〜い。

おっけい！　だあいじょうぶ。ちがうこと、うれしい、よ。たのしい、よ。

ちがうこと、すき！　すき！　すき！　こちょこちょこちょこちょ！

樹さん。音楽、おしえて、ね。

おっけい？　こちょこちょ！」


樹さんは、脇をくすぐられて破顔しながら「わかった」と、胸をぽんとひとつ叩いた。コックンとうなずきもした。たのもしい。

思いがけず、ぼくらは異なる存在だと告げる初めての日になっていた。

二〇一七年十月十七日火曜日、この日が、ぼくらの異なり記念日。

＊　＊　＊

正確な年は忘れてしまったけれど、写真を本格的にやろうと思った時期と重なっているのは間違いないので、二十三歳ぐらいのときだろうか。飲み会の帰りで、土曜日の終電は人もまばらだった。最寄り駅から実家までは徒歩で二十分くらい。その道のりをあくびしながら歩いていたときのことだった。

銀行を通りかかったとき、そこの駐車場に怪しい人がいた。真っ暗で、目をこらさないとなかなか見えないところだった。その人は駐車場のすみっこの暗がりで、意味のわからない動きでうろうろしていて、あからさまに挙動不審だった。

酔っ払いだろうと思いながらも、零時を回っていたこともありドキッとする。でも、ちょっと野次馬根性な好奇心もあり、息を潜めてその人の様子を遠巻きになんとなく見ていたのだ。十メートルぐらい離れていただろうか。何分たっても、同じところをうろうろしている。うろうろしては立ち止まって、またうろうろする。動きの目的がさっぱりわからない。「酔っぱらうって怖いなあ、飲みすぎないようにしないとなあ」とかそんなことを思いながら、ひっそり笑って見ていた。

しばらくしてその人が、駐車場内の明かりのあるところに出てきた。その人は杖をついていた。杖は、白かった。

酔っぱらいなんかではない。盲者だったのだ。

さっきまでの好奇心が、一転して、下衆の勘ぐりになってしまった。ひどく恥ずかしかった。

そのことを知ったうえで駐車場のつくりを見ると、コの字になっていて入口も狭い。さらに車も何台か停まっている。盲者はたまたま入り込んでしまい、さらに車が障壁になって混乱してしまったのだろう。あくまでこれはぼくの予測で、実際にはどうだったのかはわからない。

近づいてみると、その人の頭髪は真っ白で、かなり年配の人だということがわかった。

「もしかして、道がわからなくなっていませんか？　ここは○○銀行の駐車場です。じいちゃんの家はどこでしょうか？　お送りできるので、よければ住所を教えてください。一緒に帰りましょう」

……と、本当なら、そう声をかけたかった。

でも……どんなふうに声をかけただろうか。覚えていない。覚えているのは、ぼくの不明瞭な発音に不穏なものを感じたらしい、その人のぎょっとした身じろぎ。

ああ、声が伝わっていないなあ、と思いながら、

「大丈夫。ぼく、聞こえない。あなたの言うこと、わからない。でも、ここ、違う。こっち。こっち」とか、そんな感じのことを、単語ひとつずつを区切ってゆっくり言いながら、腕に触れて誘導してみるとなんとか伝わったようで、じいちゃんの手が、おそるおそるぼくの肩にとまった。

住所を聞いて送りたいと思って言葉を尽くすも、どうも伝わらない。あるいは用心しているのだろう。そりゃあ、まあ、そうだろうなと思う。不明瞭な発音でいきなり話しかけてきて、カタコトの単語を繰り返す、見ず知らずの若い男。うん、ぼくもりっぱに怪しい人だ。

駐車場を出て、大通りに向かう。ちょうどすぐに、ちょっとくたびれた様子のＯＬが、駅のほうからやってきた。声をかける。人気がないところなので、またギョッとされる。

「すみません！　ぼく、聞こえない。あの、これ見てください……」

前もって用件を打ち込んでいたガラケー（ふと調べてみると、たぶんそのときは二〇〇七年で、ぼくにとってコミュニケーションの方法を大きく変えてくれた革新的なｉＰｈｏｎｅが発表された年だった！）を、ＯＬに見せる。

《いきなり、ごめんなさい。こちらの目の見えない方が、道がわからないようなんです。でも、ぼくが聞こえなくて、こちらの方の住所を聞くことができません。ぼくがお送りしますので、住所だけをお聞きしていただけませんでしょうか》

ガラケーを見るまでは不審そうにしていたＯＬも、ぜんぶ読み終えるころにはいくらかやわらかくなったように見えた。「いいですよ！」と快諾してくれて、じいちゃんに何事かを尋ねる。そのままふたりはしばらく話していた。

少しして、ＯＬがぼくのガラケーに、じいちゃんの住所を打ち込んだ。ＯＬにお礼を言って別れる。その住所を見て、今度はぼくがギョッとした。

ちょっと出来すぎていて、「うふふ！　またまたご冗談を！」と思われるのを覚悟のうえで書くと、そこは、ぼくが住んでいる都営住宅だった。しかも同じ棟で、ぼくが三階、じいちゃんが一階だった。

「うわあ。ぼくも、同じ……同じ家です。ぼく、ここの、三階、住んでます。一緒に帰ろう。家に、帰ろう」

どれだけ伝わったのか、じいちゃんが何を言ったのかはわからなかったけれど、ともかくも肘をつかんでもらい、誘導しながら一緒に帰ることになった。ときどき段差のあるところで、「あ、ここ、ちょっと、高い。気をつけて」とか、「ここは公園です」と、そのときに見えている状況をぼくなりの発音で伝える。家が近づくにつれて、腕をつかむ手から緊張感も溶けてきたような感じがあった。

都営住宅に着いて、一階のじいちゃんのドアまで連れていく。こんなにも近くに住んでいたのにまったく知らなかったなんて、と驚くばかりだった。

じいちゃんが鍵を開けて室内に入ろうとするとき、ちゃんと伝わるようにゆっくり丁寧に「おやすみ」と言った。じいちゃんはうなずいた。握手をした。使いこまれた、骨ばった手だった。力強かった。

それが初めてのリアルな盲者ガイドの体験になった。

＊　＊　＊

夜、実家へ帰るためにと最寄り駅を降りるたび、このときのことをまざまざと思い出すことができる。あの日のことを思い出すたびに、いろいろな側面から、ズキズキとした痛みがうずく。

盲者が困っているのに何もしないままニヤニヤと見ていた下衆な自分。今ならiPhoneの音声読み上げアプリを使ってもっとスムーズにやりとりできただろうにな、いやいや、もっとふつうに話すことができたはずだよ、というコミュニケーションについての方法の可能性。盲者の、OLの、話しかけたときのギョッとした表情。誘導がうまくいかず、じいちゃんが転びそうになったこと。

同時に、甘く思い出せるものもあった。ずいぶんと時間が経ってからだけれども。じいちゃんとOLが、何かを笑いながら話していたこと。腕をつかまれながら、澄み切った冬の夜の星空を見上げたこと。無事に家に着いて、本当にそこがじいちゃんの家だとはっきりわかったときの、とろとろに溶けるような安心感。

それらの思い出には、痛みがある。そして甘さもある。すんなりと呑み込めず、いつまでも胸にわだかまっている。だからこそ、そのことを忘れずにいられるし、いろんな角度から追憶することができる。

この出来事が、初めての異なり記念日になった。

いろいろあったけれど、でもやっぱり、すてきな日だったと思える。

盲者とろう者は、真逆と言っていいくらい異なる立場にいる。かたや視覚から主な情報を得て、かたや聴覚から主な情報をとらえていて、それぞれがまるっきり異なった情報の収集をしている。だから通訳やガイドという第三者を挿まなければ、コミュニケーションは絶対に成り立たないだろうと思っていた、そのときまでは。実際、ＯＬに助けてもらわなければ、すれ違ったままだっただろう。

ＯＬにはとても感謝している。でもその感謝には、「個」が「個」に対して、「個」としてできることを、ただやっただけ、やってもらっただけ、という当たり前の爽快感があった。

当時のぼくは（今もか）、聴者に対して引け目を感じていて「こんなおらに、親切にしていただいて……ありがてえだ。おだいじんさま、ぼさつさま、ほとけさま、ほんたうにありがてえありがてえ」というような卑屈な気持ちを抱えていた。だけどこのときは、じいちゃんに対して一生懸命だったために、そんなことを思う余裕もないまま、スパッと尋ねて、スパッと別れた。

「あ、こうやって関わることもできるんだ。これでいいんだよな」と思った。

盲者と聴者それぞれに対して新しい関わり方を知ったとき、ぼくの思い込みはほどかれた。世界は、より伸びやかになった。

「まるきり異なる」ということは、差別やいじめといった暴力の地盤にしかならないものだと思っていた。だけど、じいちゃんとの思ってもいなかった偶然も加えた関わりを経たことで、新しいやりとりの方法が開かれた。

「異なることがうれしい」ということもありうるのだと知ったときだった。自分とはまったく切り離されているかに思えた、異なるふたつの世界がそれでも関わり合ったときの思い出には、いびつながらも奇妙な感動が残る。そんな、苦くて甘い「異なり」を強く感じることができた日のことを、ぼくは「異なり記念日」と呼んでいる。

社会的なマイノリティとして常時感じずにはいられない、冷たい「異なり」に対して、ただ悲観や怒りに明け暮れるばかりでなく、それでも——無類の喜びがどこかにあるはずだと信じて——「異なることがうれしい」と、まずはそう言い切ってしまってから物事を始めようと思っている、ぼくは。

＊　＊　＊

二十五歳、大阪府の外れを散歩しているときだった。

猫が、道路の真ん中で、血ヘドを吐きながらのたうちまわっているところに遭遇した。車に撥ねられたばかりのようだった。該当する車は見当たらない。もうとっくに行ってしまったのだろう。

行きかう車は、猫を上手に避けていく。歩行者もちらちらと遠巻きに見ているだけ。猫は壮絶なまでに血まみれで、脱腸したまま、激しく暴れていた。ものすごいコントラストとしてその光景はあった。

青信号になったとき、ぼくは勇気を出して、暴れまわる猫を抱きかかえた。脱糞していてくさかった。からだはとても熱かった。ぬるりとした血が、つるつると掌から滴る。びくびくと痙攣する筋肉。

近くの公園に向かう途中で、猫は息絶えた。ぐんにゃりと力が抜けていくのがわかった。

「よかった」と思った。

道路で野ざらしになったまま死んで、ぺしゃんこになるよりは、本当によかった。

公園の樹の下に埋めた。

この日のことも、何度も思い出す。初めその猫を見たとき、凄まじい様子に気圧《けお》され、一度赤信号になって、また青になるまでぼくは動けなかった。そのあいだ、猫がのたうちまわるのをただ見ていた。抱き上げるときの恐れる気持ち。このときの逡巡が、いまだに悔やまれる。もっと早く、もっとああすることも、こうすることもできた。同時に、それでも手のひらで最期を迎えることができたことの、奇妙な喜びもやっぱり感じている。

この日のことも、ぼくにとっての大切な「異なり記念日」だと思っている。

思えば別離や死、そして誕生は、究極の「異なり」を実感する瞬間でもある。だからこそ、その思い出は、苦い悲しみと奇妙に甘い喜びが渾然としてあるはずなのだ。

つらいだけの記憶ではない。うれしいだけの記憶でもない。どうにもつらくなるとわかっているのに、それでも何度でも思い出しては、悲喜こもごもの考えをそこから持ち出すことのできる記憶たちによって、ぼくという存在が象《かたど》られていた。生長する思考の源は、異なりの境目にあった。

なんだか、あめ玉みたいだなと思う。それも、ずうっと舐めているのに溶けてなくならない、魔法のあめ玉。簡単に消化されないまま、味わいや彩りは常に移り変わって、コロコロコロコロ、いつまでもいつまでも、苦く、甘く、舐めていられる。

今日もだれかがどこかで喜びを秘めた涙をこぼしていることだろう。

異なり記念日、おめでとう。

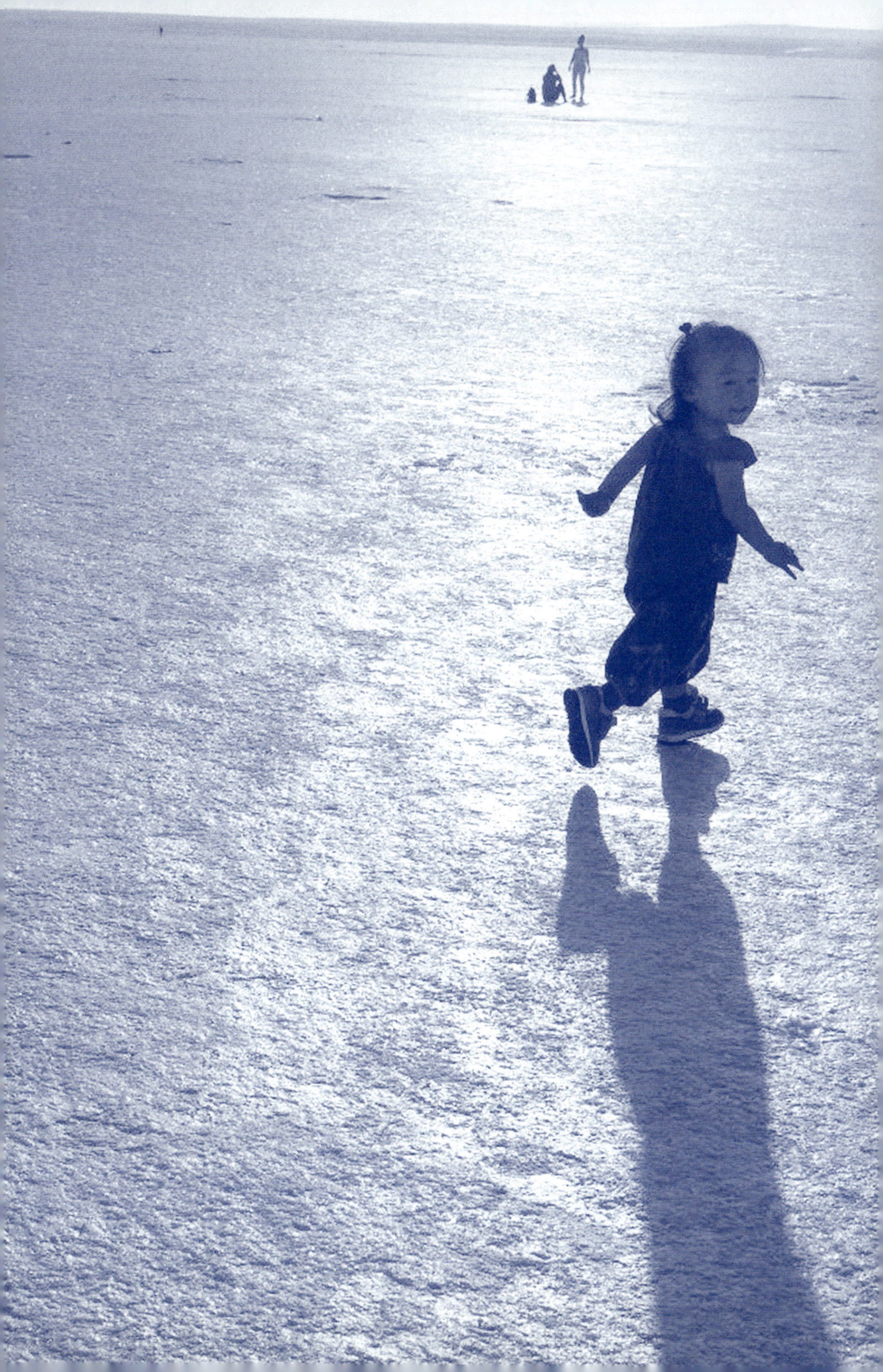

あとがき

いま、きみは二歳八か月だ。百十センチ、十五キロ。

かわいくむっちりとしている。毎日、元気に飛び跳ねている。

指文字で「レ」「モ」「ン」と言いながら、かむかむレモンを二個ねだる。数字は一から二十まで、指で表せるようになった。「八」の指文字は、ちょっと難しいはずの小指を折り曲げるやり方でもうできるのが驚きだった。

なぜかまなみの髪の毛をしばるシュシュが大好きで、よく背中によじのぼっては、シュシュをかじってウットリしている。

「かんでも（歯をたてて噛むしぐさ）、い～い？（立てた小指を顎にトントンと当てる）」と首をかしげて尋ねたあとに、ぼくが「やだよー」と言ってもお構いなしに腕をかじってくる。

「ぺろぺろしても、い～い？」というバリエーションもある。

ぼくのパソコンには、スクリーンセーバーで天体写真がランダムに流れる。それを見るたびに、「うちゅう（頭の上に掲げた人差し指を、くるりと一回転）、すき〜。うちゅう、行く？行く？」と言う。

ことばの間違いにも敏感になってきた。たとえば、本当はむぎ茶なのに「お水のむ？」とぼくが言い間違えると、がに股のつま先立ちになって、両腕でバッテンをつくりながら、目を上に向けて「ぶっぶー！」と言う。そのあと、いたずらっぽく笑いながら「ちがうよ〜（親指と人差し指を立てた手をひっくり返すように半回転させる）おちゃ、だよ〜」と間違いを正す。

うしろから抱きついて、そのまま、まなみの顎を使い「すきすきすきすきすきすきすきすきすき（親指と人差し指を開いて顎に当てて、斜め前に出しながら指先をつけ合わせる）」と、よく伝えている。相手の身体を使って手話することで、よりダイレクトにことばを手渡せることを教わった。

同時に、音声での語彙も増えているようだ。

まなみがぼくの妹（ゆきの）と一緒に仕事をしている関係で、きみはよくゆきのの家に泊まる。ゆきのの家族はみんな音声で会話している。だからなのか、まなみに対しては手話で話しかけて、妹家族には音声で話しかけてと、使い分けが自然にできているらしい。そしてその発音もだいたい問題はないものだと聞いている。

＊　＊　＊

記憶の底にいつまでも残っていて、その人が何らかの形でこだわりつづけてしまう体験のことを、「原体験」という。きみという存在に対するぼくの原体験は、この世界にやってきたばかりの、きみのまなざしに貫かれたところから始まった。

母の胎内から頭を出して、初めて空気を吸ったとき、耳元にたらふると血を溜めながら、きみは泣いた。今でも「どんな声だったんだろう」と、ときどき想う。いつまでも想いつづけることのできる美しい謎として、きみの産声はぼくの中にある。

そのとき母は、頭の中で白い光が弾けたそうだ。視力〇・〇四のぼんやりとしか見えないはずの世界が、とてもはっきりと見えたという。

「室内には家族、友人、助産師さんの九人がいて、それがなんだか石垣島のガジュマルに囲まれた森の中で休んでいるときの気持ちに似てた。とてもにぎやかなのに、すごく静かな感じ」

へその緒もまだつながったまま、母の胸に抱かれたとき、きみはまぶたを細く開けた。そのまなざしがぼくの中にそそがれたとき……血と羊水の匂いと一緒に、いのちをいのちたらしめる始原のことばを目で聴いたと思った。今でもこのときの光景が迫ってくる。

原体験とは、ただ初めての体験というだけではなく、こころをえぐる傷にも等しいエクスタシーあるいは感動によってもたらされるのだと知った。

きみは、あと数か月で三歳になる。

それとほぼ同時に、たぶん、きみはお兄さんになる。

二〇一八年六月現在、ふたりめのこどもは六か月目で順調に育っている。予定日はきみの誕生日に近い十一月上旬だそうだ。

きみはどんどん大きくなって、ことばを覚えていく。言えなかったものが、言えるようになる。できなかったことが、できるようになる。そして、ぼくたちはお互いに考えていることが、感じていることが全然違うことを知っていく。ぼくたちは、どんどん違う人間になっていく。ひとつことばを覚えれば、そのことばは、あらゆる感覚を呼び覚ましていくだろう。こうしてぼくたちは、どんどんどんどん異なりの境目を深くしていく。

そのことを素直に寂しいと思うし、素直にうれしいと思う。

＊　＊　＊

きみとの日々を過ごしながら、ぼくはちょっと年をとった。腰が痛くなった。目が悪くなった。同時に、なつかしい感覚を肌身で思い出しながら、ちょっとずつ生まれ直してもいる。

きみと暮らすことで、声も手のように相手に触れることができることを思い出した。生きるも死ぬも紙一重だということを思い出した。無力とは、掛け値なしのやさしさの表れであることを思い出した。

やっぱり、こころを流れる時間の流れというのは、時計の進みのように一定じゃない。こころの中を行きつ戻りつしているうちに、生死を測る単位がきめ細やかになってくるのが実感できるようになってきた。きみのおかげだ。


きみとともに生活をしながら、新たにした思いもある。

「異なり」は、勝ち負けを決めたり、同一化を求めるためにあるのではない。異なりの溝はそのままに、そこを越えて交わろうとするところから、知恵や覚悟が生まれる。きみという未知に対して感じたあれやこれやはすべて、ぼくひとり、まなみとふたりだけでは決して感じることはなかったもので、そのどれもおもしろい。

もちろん、異なりを深くすればするほどに、その溝を越えることも大変だし、面倒くさいし、怖いし、努力も知恵も運動も必要になる。ぼくはいつも、たいへんだなあ、面倒くさいなあと思っている。本当に、たいへんなんだよ。

けれども、異なりを超えた先には、馬にまたがって、その背中に手を当てながら見渡すような、なんとなくやわらかくて、感じのいい、やさしい風景が広がっている。その風景は、ままならない異なりをそれでも超えようとしなければ見えてこない。それもまた本当なんだ。

きみを迎えたからこそ見ることのできた風景は、思っていたよりとてもとてもきれいだった。

だから、こどもをもうひとり迎えようとすることができたんだ。

＊　＊　＊

この本は、医学書院の白石正明さんがいなければ書き上げることはできなかった。ぼくひとりでは、こんなにたくさんのことばを紡げなかった。

きみが生まれてしばらくしたころに、白石さんと分倍河原の駅に近いレトロなカフェでお会いして、この本についての話が始まった。最初は一か月に一章ずつ書いていたけれど、同時に書いていた『声めぐり』の原稿に苦労していて、こっちに集中したいということで一時、中断させてもらった。途中で一年分飛んでいるのはそのためだ。そんな停滞にも、白石さんは何も言わず待ってくれた。

白石さんがきみと会ったとき、きみのことをとてもいとおしそうに見つめていたのと、三か月目くらいのきみが、ぼくの表す「い」「つ」「き」という指文字を一つひとつぎゅっと抱きしめる動画を送ったら、「かんわいい〜」とデレデレなメールを送ってくれたのを覚えている。親戚のおじさんがたまたま編集者だったという感じだ。

しばらくして『声めぐり』の原稿が落ち着いたころに、ふたたびこちらの文章を書きはじめたのだけれど、きみの成長のおかげか、『声めぐり』でぼくの過去のあれやこれやを納得できることばにできたおかげか、ブレイクスルーが起きて、過去のしがらみについてのべそべそした感情を挟まない新鮮なことばで書くことができた。

こうして書いていった原稿が「一冊の分量になりましたね」と白石さんから言われたのとほぼ同時に、『声めぐり』を担当してくれていた晶文社の足立恵美さんと畑中章宏さんからも「一冊分、たまりましたね」と言われた。

どちらかを後にして別々に出すこともできたし、きっとそのほうがセオリーなのだろうけれど、ぼくとしては、『声めぐり』で書くことのできたことばたちがあってこその『異なり記念日』だったので、この二冊は兄弟関係のようなものだと思っていた。なのでダメ元で「出版社が違うけれど、同じデザイナーで装丁してもらって、同時に刊行することってできますか？」と提案してみたところ、なんとオーケーが出た。書籍刊行としては前例がないらしい。

装丁を担当してくださった寄藤文平さん、鈴木千佳子さんは「違う出版社で、違う判型だけど、ひと目見るだけで同じ風がかよっていることが伝わる装丁にしてほしいです」というわがままを快く引き受けてくださった。

こういう経緯で、はからずも、きみの誕生を起点にした「これまで」と「それから」を同時に出すことができた。こういう形で「異なり」を超えることもできると示せることがうれしい。関わってくれたみんなの気持ちがとてもありがたい。

『声めぐり』は写真を中心にして、いろんな人と出会い、いろんな声があることを探りながらきみに至るまでの「これまで」を書いたものだ。そして、この『異なり記念日』は、きみを通して知ることのできた新しい現象を書いた「それから」になる。

この二冊を読み返しながら、つくづく思う。

きみがいてこそ知ることができたものはとても大きい。

そして、きみと等しく、大切な、まなみ。

また、もうひとり。どんな人だろう。

どんなことが始まるのだろう。

ああ、終わらないね。

生きているね。

つづくね。

齋藤陽道

二〇一八年六月

著者紹介

齋藤陽道（さいとう・はるみち）

1983年東京都生まれ。写真家。都立石神井ろう学校卒業。2010年に写真新世紀優秀賞受賞。2013年にワタリウム美術館にて個展開催。

写真集／著書に『感動』（赤々舎）、『宝箱』（ぴあ）、『写訳　春と修羅』『それでも　それでも　それでも』（ナナロク社）などがある。2017年から写真プロジェクト「神話」が進行中。本書と同時に『声めぐり』（晶文社）が刊行された。2020年に河合宏樹監督によるドキュメンタリー『うたのはじまり』に出演。

陽ノ道として障害者プロレス団体「ドッグレッグス」所属。得意技はただ殴るだけ。

パートナーの盛山麻奈美さんは1986年東京都生まれ。都立石神井ろう学校在学中に陽道さんと出会う。帝京大学文学部教育学科卒業。日本写真芸術専門学校卒業。2010年にミオ写真奨励賞（グランプリ）受賞。

シリーズ ケアをひらく

異なり記念日

発行　2018年7月30日　第1版第1刷©
2021年4月1日　第1版第3刷

著者　齋藤陽道

発行者　株式会社　医学書院
代表取締役　金原 俊
〒113-8719　東京都文京区本郷1-28-23
電話 03-3817-5600（社内案内）

印刷・製本　アイワード

ISBN978-4-260-03629-0

◎本書のテキストデータを提供します。
視覚障害、読字障害、上肢障害などの理由で本書をお読みになれない方には、
電子データを提供いたします。
・200円切手
・左のテキストデータ引換券（コピー不可）を同封のうえ、下記までお申し込みください。
［宛先］
〒113-8719 東京都文京区本郷1-28-23
医学書院看護出版部 テキストデータ係

テキストデータ引換券
異なり記念日

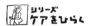

シリーズ ケアをひらく ❶

第73回
毎日出版文化賞受賞!
［企画部門］

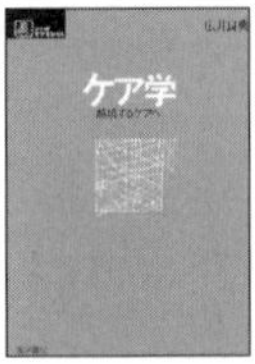

ケア学：越境するケアへ●広井良典●2300円●ケアの多様性を一望する——どの学問分野の窓から見ても、〈ケア〉の姿はいつもそのフレームをはみ出している。医学・看護学・社会福祉学・哲学・宗教学・経済・制度等々のタテワリ性をとことん排して〝越境〟しよう。その跳躍力なしにケアの豊かさはとらえられない。刺激に満ちた論考は、時代を境界線引きからクロスオーバーへと導く。

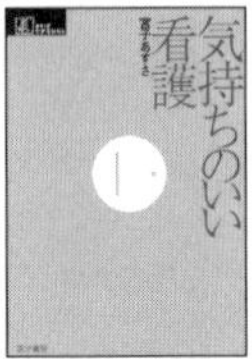

気持ちのいい看護●宮子あずさ●2100円●患者さんが気持ちいいと、看護師も気持ちいい、か?——「これまであえて避けてきた部分に踏み込んで、看護について言語化したい」という著者の意欲作。〈看護を語る〉ブームへの違和感を語り、看護師はなぜ尊大に見えるのかを考察し、専門性志向の底の浅さに思いをめぐらす。夜勤明けの頭で考えた「アケのケア論」!

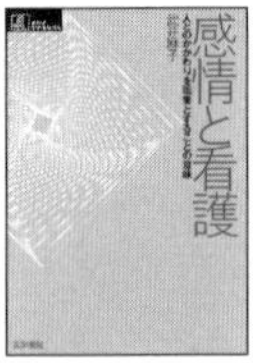

感情と看護：人とのかかわりを職業とすることの意味●武井麻子●2400円●看護師はなぜ疲れるのか——「巻き込まれずに共感せよ」「怒ってはいけない!」「うんざりするな!!」。看護はなにより感情労働だ。どう感じるべきかが強制され、やがて自分の気持ちさえ見えなくなってくる。隠され、貶められ、ないものとされてきた〈感情〉をキーワードに、「看護とは何か」を縦横に論じた記念碑的論考。

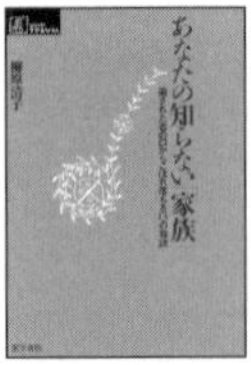

あなたの知らない「家族」：遺された者の口からこぼれ落ちる13の物語●柳原清子●2000円●それはケアだろうか——幼子を亡くした親、夫を亡くした妻、母親を亡くした少女たちは、佇む看護師の前で、やがて「その人」のことを語りはじめる。ためらいがちな口と、傾けられた耳によって紡ぎだされた物語は、語る人を語り、聴く人を語り、誰も知らない家族を語る。

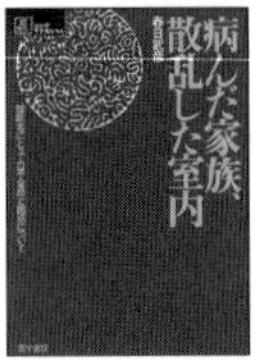

病んだ家族、散乱した室内：援助者にとっての不全感と困惑について●春日武彦●2200円●善意だけでは通用しない——一筋縄ではいかない家族の前で、われわれ援助者は何を頼りに仕事をすればいいのか。罪悪感や無力感にとらわれないためには、どんな「覚悟とテクニック」が必要なのか。空疎な建前論や偽善めいた原則論の一切を排し、「ああ、そうだったのか」と腑に落ちる発想に満ちた話題の書。

本シリーズでは、「科学性」「専門性」「主体性」といったことばだけでは語りきれない地点から《ケア》の世界を探ります。

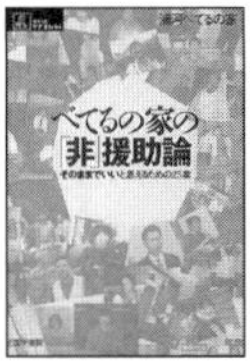

べてるの家の「非」援助論：そのままでいいと思えるための25章●浦河べてるの家●2000円●それで順調！―――「幻覚＆妄想大会」「偏見・差別歓迎集会」という珍妙なイベント。「諦めが肝心」「安心してサボれる会社づくり」という脱力系キャッチフレーズ群。それでいて年商1億円、年間見学者2000人。医療福祉領域を超えて圧倒的な注目を浴びる〈べてるの家〉の、右肩下がりの援助論！

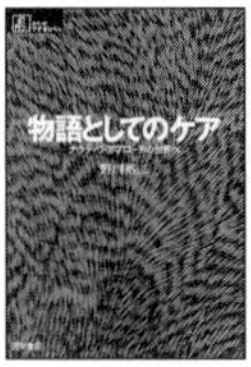

物語としてのケア：ナラティヴ・アプローチの世界へ●野口裕二●2200円●「ナラティヴ」の時代へ―――「語り」「物語」を意味するナラティヴ。人文科学領域で衝撃を与えつづけているこの言葉は、ついに臨床の風景さえ一変させた。「精神論 vs. 技術論」「主観主義 vs. 客観主義」「ケア vs. キュア」という二項対立の呪縛を超えて、臨床の物語論的転回はどこまで行くのか。

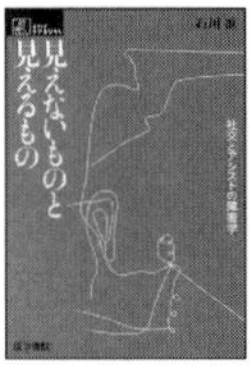

見えないものと見えるもの：社交とアシストの障害学●石川准●2000円●だから障害学はおもしろい―――自由と配慮がなければ生きられない。社交とアシストがなければつながらない。社会学者にしてプログラマ、全知にして全盲、強気にして気弱、感情的な合理主義者……〝いつも二つある〟著者が冷静と情熱のあいだで書き下ろした、つながるための障害学。

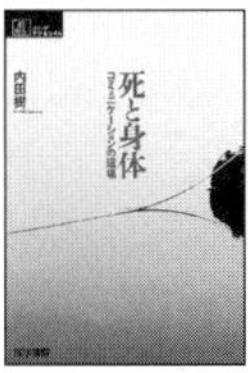

死と身体：コミュニケーションの磁場●内田 樹●2000円●人間は、死んだ者とも語り合うことができる―――〈ことば〉の通じない世界にある「死」と「身体」こそが、人をコミュニケーションへと駆り立てる。なんという腑に落ちる逆説！「誰もが感じていて、誰も言わなかったことを、誰にでもわかるように語る」著者の、教科書には絶対に出ていないコミュニケーション論。読んだ後、猫にもあいさつしたくなります。

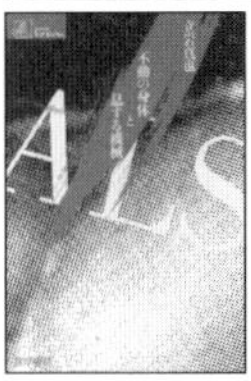

ALS 不動の身体と息する機械●立岩真也●2800円●それでも生きたほうがよい、となぜ言えるのか―――ALS当事者の語りを渉猟し、「生きろと言えない生命倫理」の浅薄さを徹底的に暴き出す。人工呼吸器と人がいれば生きることができると言う本。「質のわるい生」に代わるべきは「質のよい生」であって「美しい死」ではない、という当たり前のことに気づく本。

❸

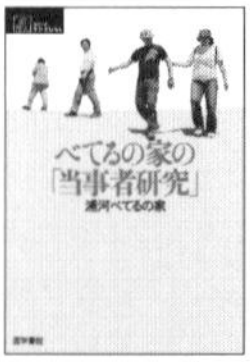

べてるの家の「当事者研究」●浦河べてるの家●2000円●研究？ ワクワクするなあ―――べてるの家で「研究」がはじまった。心の中を見つめたり、反省したり……なんてやつじゃない。どうにもならない自分を、他人事のように考えてみる。仲間と一緒に笑いながら眺めてみる。やればやるほど元気になってくる、不思議な研究。合い言葉は「自分自身で、共に」。そして「無反省でいこう！」

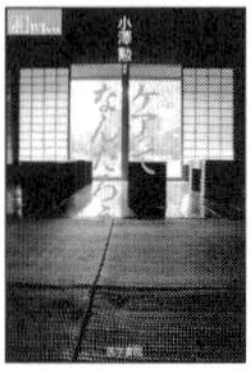

ケアってなんだろう●小澤勲編著●2000円●「技術としてのやさしさ」を探る七人との対話―――「ケアの境界」にいる専門家、作家、若手研究者らが、精神科医・小澤勲氏に「ケアってなんだ？」と迫り聴く。「ほんのいっときでも憩える椅子を差し出す」のがケアだと言い切れる人の《強さとやさしさ》はどこから来るのか―――。感情労働が知的労働に変換されるスリリングな一瞬！

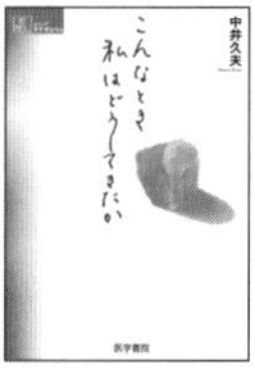

こんなとき私はどうしてきたか●中井久夫●2000円●「希望を失わない」とはどういうことか―――はじめて患者さんと出会ったとき、暴力をふるわれそうになったとき、退院が近づいてきたとき、私はどんな言葉をかけ、どう振る舞ってきたか。当代きっての臨床家であり達意の文章家として知られる著者渾身の一冊。ここまで具体的で美しいアドバイスが、かつてあっただろうか。

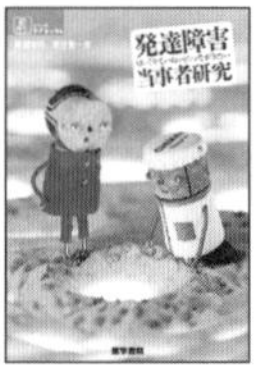

発達障害当事者研究：ゆっくりていねいにつながりたい●綾屋紗月＋熊谷晋一郎●2000円●あふれる刺激、ほどける私―――なぜ空腹がわからないのか、なぜ看板が話しかけてくるのか。外部からは「感覚過敏」「こだわりが強い」としか見えない発達障害の世界を、アスペルガー症候群当事者が、脳性まひの共著者と探る。「過剰」の苦しみは身体に来ることを発見した画期的研究！

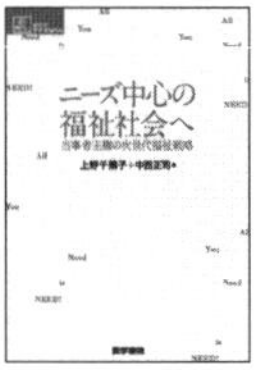

ニーズ中心の福祉社会へ：当事者主権の次世代福祉戦略●上野千鶴子＋中西正司編●2200円●社会改革のためのデザイン！ ビジョン!! アクション!!!―――「こうあってほしい」という構想力をもったとき、人はニーズを知り、当事者になる。「当事者ニーズ」をキーワードに、研究者とアクティビストたちが「ニーズ中心の福祉社会」への具体的シナリオを提示する。

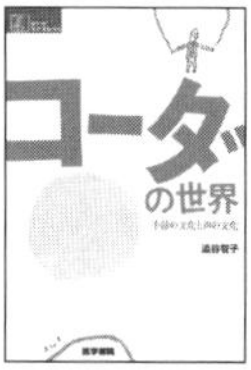

コーダの世界：手話の文化と声の文化●澁谷智子● 2000円●生まれながらのバイリンガル?———コーダとは聞こえない親をもつ聞こえる子どもたち。「ろう文化」と「聴文化」のハイブリッドである彼らの日常は驚きに満ちている。親が振り向いてから泣く赤ちゃん？ じっと見つめすぎて誤解される若い女性？ 手話が「言語」であり「文化」であると心から納得できる刮目のコミュニケーション論。

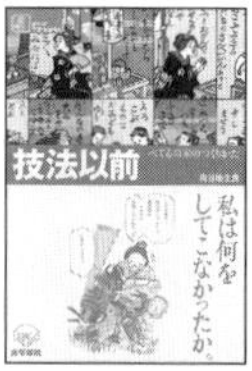

技法以前：べてるの家のつくりかた●向谷地生良● 2000円●私は何をしてこなかったか———「幻覚&妄想大会」をはじめとする掟破りのイベントはどんな思考回路から生まれたのか？ べてるの家のような〝場〟をつくるには、専門家はどう振る舞えばよいのか？ 「当事者の時代」に専門家にできることを明らかにした、かつてない実践的「非」援助論。べてるの家スタッフ用「虎の巻」、大公開！

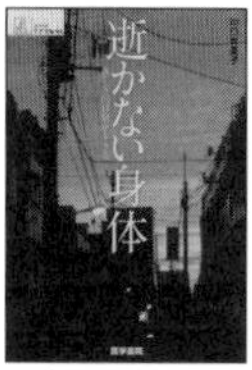

逝かない身体：ALS的日常を生きる●川口有美子● 2000円●即物的に、植物的に —— 言葉と動きを封じられたALS患者の意思は、身体から探るしかない。ロックトイン・シンドロームを経て亡くなった著者の母を支えたのは、「同情より人工呼吸器」「傾聴より身体の微調整」という究極の身体ケアだった。重力に抗して生き続けた母の「植物的な生」を身体ごと肯定した圧倒的記録。

第41回大宅壮一ノンフィクション賞受賞作

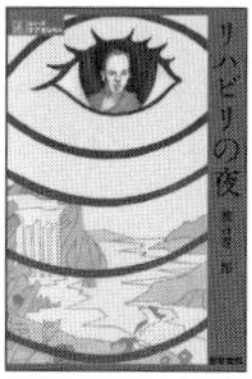

リハビリの夜●熊谷晋一郎● 2000円●痛いのは困る——現役の小児科医にして脳性まひ当事者である著者は、《他者》や《モノ》との身体接触をたよりに、「官能的」にみずからの運動をつくりあげてきた。少年期のリハビリキャンプにおける過酷で耽美な体験、初めて電動車いすに乗ったときの時間と空間が立ち上がるめくるめく感覚などを、全身全霊で語り尽くした驚愕の書。

第9回新潮ドキュメント賞受賞作

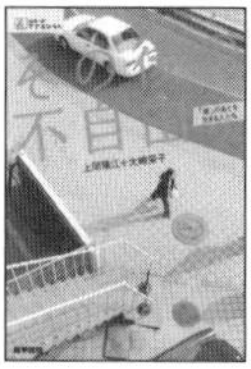

その後の不自由●上岡陽江+大嶋栄子● 2000円●〝ちょっと寂しい〟がちょうどいい——トラウマティックな事件があった後も、専門家がやって来て去っていった後も、当事者たちの生は続く。しかし彼らはなぜ「日常」そのものにつまずいてしまうのか。なぜ援助者を振り回してしまうのか。そんな「不思議な人たち」の生態を、薬物依存の当事者が身を削って書き記した当事者研究の最前線！

第2回日本医学ジャーナリスト協会賞受賞作

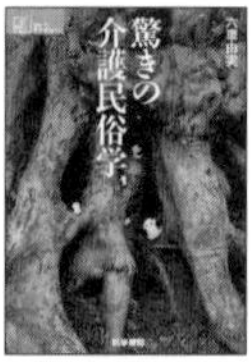

驚きの介護民俗学●六車由実●2000円●語りの森へ——気鋭の民俗学者は、あるとき大学をやめ、老人ホームで働きはじめる。そこで流しのバイオリン弾き、蚕の鑑別嬢、郵便局の電話交換手ら、「忘れられた日本人」たちの語りに身を委ねていると、やがて新しい世界が開けてきた……。「事実を聞く」という行為がなぜ人を力づけるのか。聞き書きの圧倒的な可能性を活写し、高齢者ケアを革新する。

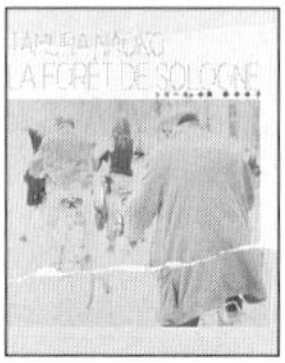

ソローニュの森●田村尚子●2600円●ケアの感触、曖昧な日常——思想家ガタリが終生関ったことで知られるラ・ボルド精神病院。一人の日本人女性の震える眼が掬い取ったのは、「フランスのべてるの家」ともいうべき、患者とスタッフの間を流れる緩やかな時間だった。ルポやドキュメンタリーとは一線を画した、ページをめくるたびに深呼吸ができる写真とエッセイ。B5変型版。

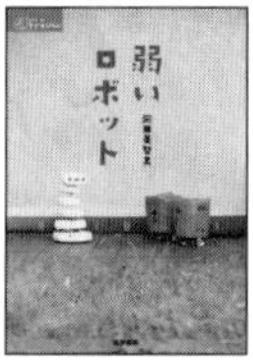

弱いロボット●岡田美智男●2000円●とりあえずの一歩を支えるために——挨拶をしたり、おしゃべりをしたり、散歩をしたり。そんな「なにげない行為」ができるロボットは作れるか？　この難題に著者は、ちょっと無責任で他力本願なロボットを提案する。日常生活動作を規定している「賭けと受け」の関係を明るみに出し、ケアをすることの意味を深いところで肯定してくれる異色作！

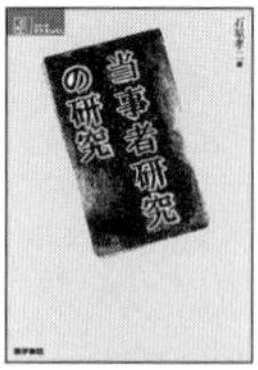

当事者研究の研究●石原孝二編●2000円●で、当事者研究って何だ?——専門職・研究者の間でも一般名称として使われるようになってきた当事者研究。それは、客観性を装った「科学研究」とも違うし、切々たる「自分語り」とも違うし、勇ましい「運動」とも違う。本書は哲学や教育学、あるいは科学論と交差させながら、“自分の問題を他人事のように扱う”当事者研究の圧倒的な感染力の秘密を探る。

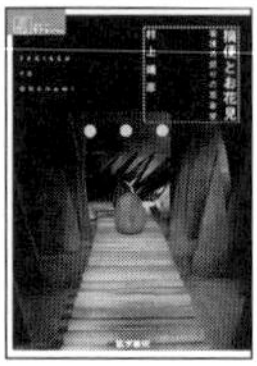

摘便とお花見：看護の語りの現象学●村上靖彦●2000円●とるにたらない日常を、看護師はなぜ目に焼き付けようとするのか——看護という「人間の可能性の限界」を拡張する営みに吸い寄せられた気鋭の現象学者は、共感あふれるインタビューと冷徹な分析によって、その不思議な時間構造をあぶり出した。巻末には圧倒的なインタビュー論を付す。看護行為の言語化に資する驚愕の一冊。

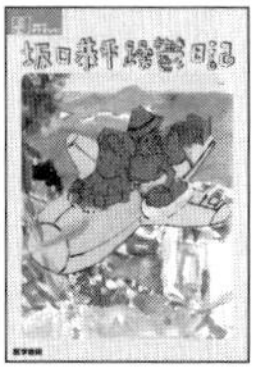

坂口恭平躁鬱日記●坂口恭平●1800円●僕は治ることを諦めて、「坂口恭平」を操縦することにした。家族とともに。──マスコミを席巻するきらびやかな才能の奔出は、「躁」のなせる業でもある。「鬱」期には強固な自殺願望に苛まれ外出もおぼつかない。この病に悩まされてきた著者は、あるとき「治療から操縦へ」という方針に転換した。その成果やいかに！ 涙と笑いと感動の当事者研究。

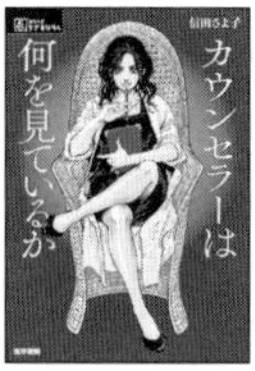

カウンセラーは何を見ているか●信田さよ子●2000円●傾聴？ ふっ。──「聞く力」はもちろん大切。しかしプロなら、あたかも素人のように好奇心を全開にして、相手を見る。そうでなければ〈強制〉と〈自己選択〉を両立させることはできない。若き日の精神科病院体験を経て、開業カウンセラーの第一人者になった著者が、「見て、聞いて、引き受けて、踏み込む」ノウハウを一挙公開！

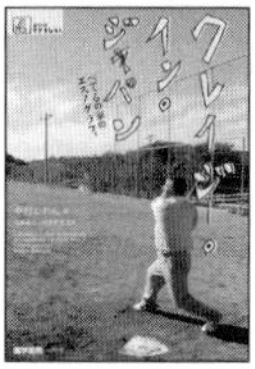

クレイジー・イン・ジャパン：べてるの家のエスノグラフィ●中村かれん●2200円●日本の端の、世界の真ん中。──インドネシアで生まれ、オーストラリアで育ち、イェール大学で教える医療人類学者が、べてるの家に辿り着いた。7か月以上にも及ぶ住み込み。10年近くにわたって断続的に行われたフィールドワーク。べてるの「感動」と「変貌」を、かつてない文脈で発見した傑作エスノグラフィ。付録DVD「Bethel」は必見の名作！

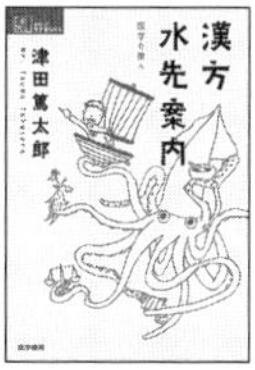

漢方水先案内：医学の東へ●津田篤太郎●2000円●漢方ならなんとかなるんじゃないか？── 原因がはっきりせず成果もあがらない「ベタなぎ漂流」に追い込まれたらどうするか。病気に対抗する生体のパターンは決まっているならば、「生体をアシスト」という方法があるじゃないか！ 万策尽きた最先端の臨床医がたどり着いたのは、キュアとケアの合流地点だった。それが漢方。

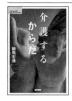

介護するからだ●細馬宏通●2000円●あの人はなぜ「できる」のか？── 目利きで知られる人間行動学者が、ベテランワーカーの神対応をビデオで分析してみると……、そこには言語以前に〝かしこい身体〟があった！ ケアの現場が、ありえないほど複雑な相互作用の場であることが分かる「驚き」と「発見」の書。マニュアルがなぜ現場で役に立たないのか、そしてどうすればうまく行くのかがよーく分かります。

第 16 回小林秀雄賞受賞作
紀伊國屋じんぶん大賞2018 受賞作

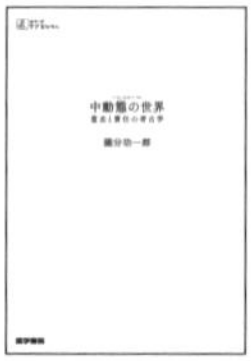

中動態の世界：意志と責任の考古学●國分功一郎●2000円●「する」と「される」の外側へ——強制はないが自発的でもなく、自発的ではないが同意している。こうした事態はなぜ言葉にしにくいのか？ なぜそれが「曖昧」にしか感じられないのか？ 語る言葉がないからか？ それ以前に、私たちの思考を条件付けている「文法」の問題なのか？ ケア論にかつてないパースペクティヴを切り開く画期的論考！

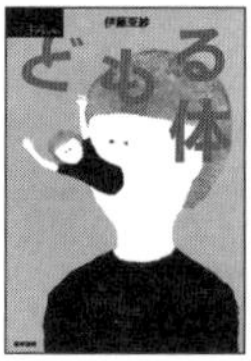

どもる体●伊藤亜紗●2000円●しゃべれるほうが、変。——話そうとすると最初の言葉を繰り返してしまう（＝連発という名のバグ）。それを避けようとすると言葉自体が出なくなる（＝難発という名のフリーズ）。吃音とは、言葉が肉体に拒否されている状態だ。しかし、なぜ歌っているときにはどもらないのか？ 徹底した観察とインタビューで吃音という「謎」に迫った、誰も見たことのない身体論！

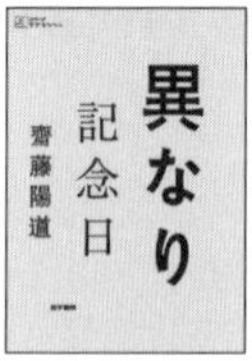

異なり記念日●齋藤陽道●2000円●手と目で「看る」とはどういうことか——「聞こえる家族」に生まれたろう者の僕と、「ろう家族」に生まれたろう者の妻。ふたりの間に、聞こえる子どもがやってきた。身体と文化を異にする3人は、言葉の前にまなざしを交わし、慰めの前に手触りを送る。見る、聞く、話す、触れることの〈歓び〉とともに。ケアが発生する現場からの感動的な実況報告。

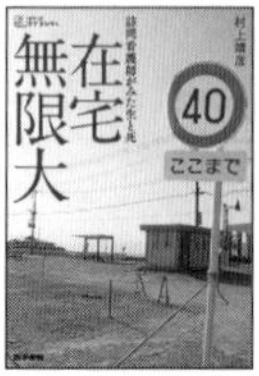

在宅無限大：訪問看護師がみた生と死●村上靖彦●2000円●「普通に死ぬ」を再発明する——病院によって大きく変えられた「死」は、いま再びその姿を変えている。先端医療が組み込まれた「家」という未曾有の環境のなかで、訪問看護師たちが地道に「再発明」したものなのだ。著者は並外れた知的肺活量で、訪問看護師の語りを生け捕りにし、看護が本来持っているポテンシャルを言語化する。

第 19 回大佛次郎論壇賞受賞作
紀伊國屋じんぶん大賞2020 受賞作

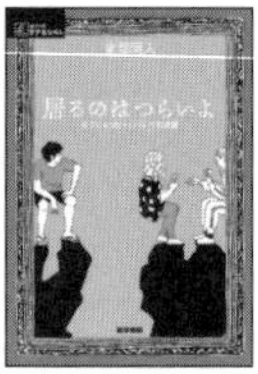

居るのはつらいよ：ケアとセラピーについての覚書●東畑開人●2000円●「ただ居るだけ」vs.「それでいいのか」——京大出の心理学ハカセは悪戦苦闘の職探しの末、沖縄の精神科デイケア施設に職を得た。しかし勇躍飛び込んだそこは、あらゆる価値が反転する「ふしぎの国」だった。ケアとセラピーの価値について究極まで考え抜かれた、涙あり笑いあり出血（！）ありの大感動スペクタル学術書！

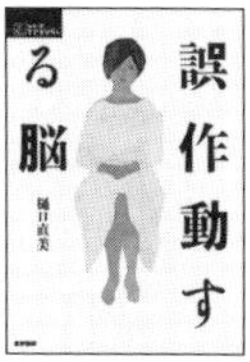

誤作動する脳●樋口直美● 2000円●「時間という一本のロープにたくさんの写真がぶら下がっている。それをたぐり寄せて思い出をつかもうとしても、私にはそのロープがない」――ケアの拠り所となるのは、体験した世界を正確に表現したこうした言葉ではないだろうか。「レビー小体型認知症」と診断された女性が、幻視、幻臭、幻聴など五感の変調を抱えながら達成した圧倒的な当事者研究！

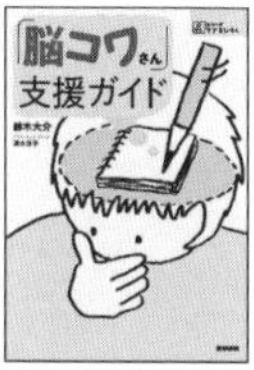

「脳コワさん」支援ガイド●鈴木大介●2000円●脳がコワれたら、「困りごと」はみな同じ。――会話がうまくできない、雑踏が歩けない、突然キレる、すぐに疲れる……。病名や受傷経緯は違っていても結局みんな「脳の情報処理」で苦しんでいる。だから脳を「楽」にすることが日常を取り戻す第一歩だ。疾患を超えた「困りごと」に着目する当事者学が花開く、読んで納得の超実践的ガイド！

第9回日本医学ジャーナリスト協会賞受賞作

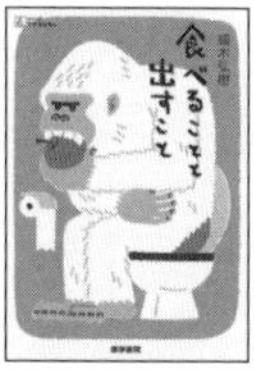

食べることと出すこと●頭木弘樹● 2000円●食べて出せればOKだ！（けど、それが難しい……。）――潰瘍性大腸炎という難病に襲われた著者は、食事と排泄という「当たり前」が当たり前でなくなった。IVHでも癒やせない顎や舌の飢餓感とは？　便の海に茫然と立っているときに、看護師から雑巾を手渡されたときの気分は？　切実さの狭間に漂う不思議なユーモアが、何が「ケア」なのかを教えてくれる。

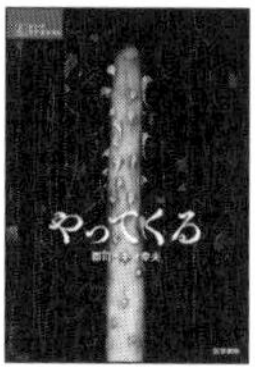

やってくる●郡司ペギオ幸夫● 2000円●「日常」というアメイジング！――私たちの「現実」は、外部からやってくるものによってギリギリ実現されている。だから日々の生活は、何かを為すためのスタート地点ではない。それこそが奇跡的な達成であり、体を張って実現すべきものなんだ！　ケアという「小さき行為」の奥底に眠る過激な思想を、素手で取り出してみせる圧倒的な知性。